FOD AKUPUNKTUR

KLINISK BEHANDLING

针灸临床治疗

Sumiko Knudsen

Ph.D
Practitioner.DK

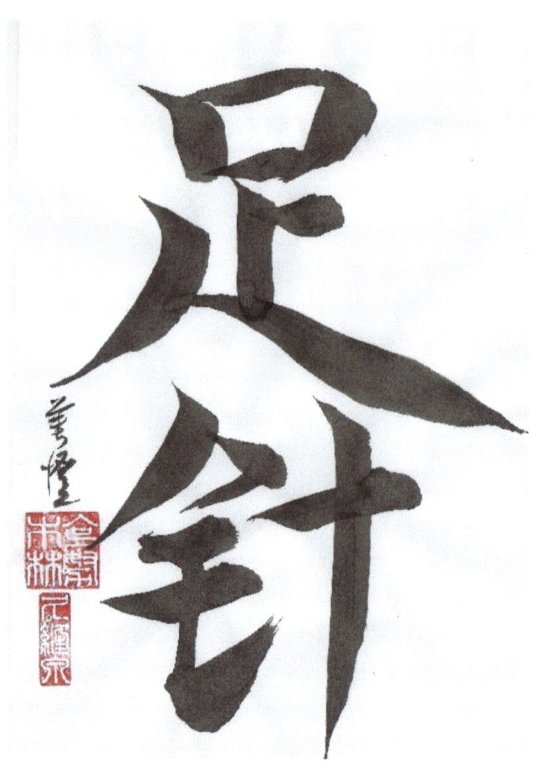

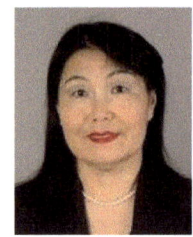

Sumiko Knudsen er født i Japan, og hun har i mange år boet i USA, UK og Danmark. Hun blev uddannet på Nordic College of Chinese Acupuncture i Danmark, og derefter fortsatte hun og studerede ved Beijing University of TCM i Kina. Derefter studerede hun på Nanjing University of TCM i Kina, og hun fik Ph.D. Hun er en privatpraktiker i Danmark.

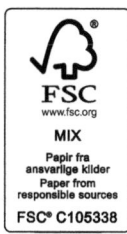

© 2022 Sumiko Knudsen
Forlag: BoD – Books on Demand, Hellerup, Danmark
Tryk: BoD – Books on Demand, Norderstedt, Tyskland
ISBN: 9788743047346

4

INDHOLD

INTRODUKTION

I akupunktur er foden en projektion af kroppens.
Foden har korrespondance med kroppens organer. De tilsvarende områder af indre organer er på fodsålen, og fodområderne svarer til kroppens organer.

Fodakupunkturterapi til behandling af sygdomme er en terapeutisk metode, der anvender forskellige former for stimulering på forskellige specifikke dele af foden for at fremme cirkulationen af Qi og blod gennem meridianer.

Foden kan bruges til at diagnosticere og behandle sygdomme, da foden er tæt forbundet med andre dele af kroppen i et fælles indre miljø.

Fodterapi opstod meget tidligere end andre terapier ifølge historien af kinesisk traditionel medicin.

Fodterapi er sikker, pålidelig, effektiv og nem at udføre til både tidlig diagnose og behandling af mange sygdomme. Fodterapi er ikke-medicinsk og kan lindre smerter.

Derfor har det tiltrukket sig opmærksomhed fra flere mennesker i verden.

Sumiko Knudsen 克努森澄子

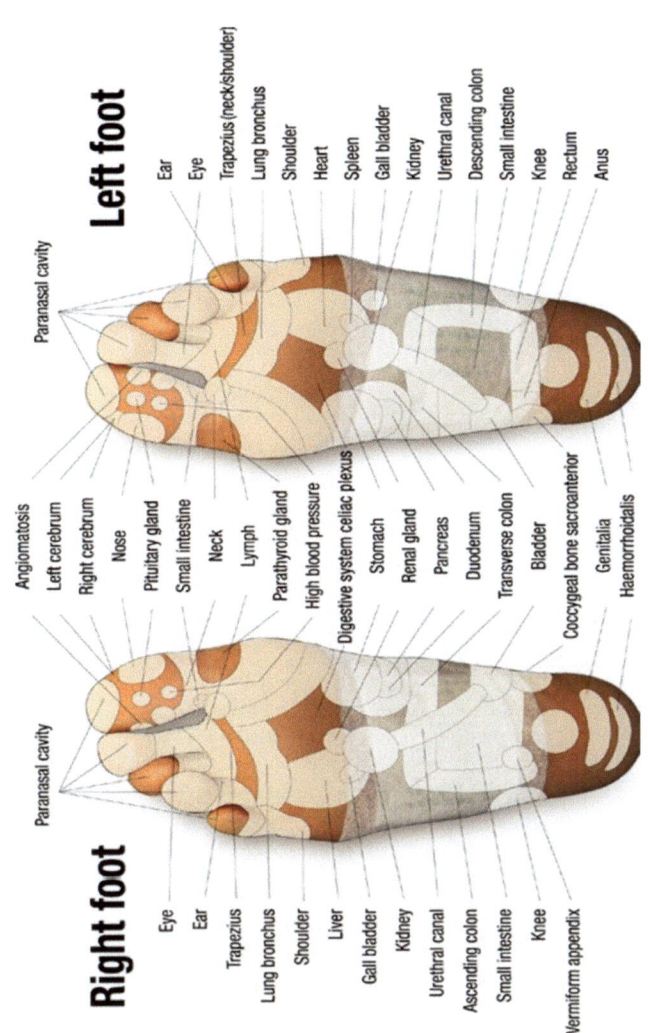

Left foot

Paranasal cavity

Ear
Eye
Trapezius (neck/shoulder)
Lung bronchus
Shoulder
Heart
Spleen
Gall bladder
Kidney
Urethral canal
Descending colon
Small intestine
Knee
Rectum
Anus

Angiomatosis
Left cerebrum
Right cerebrum
Nose
Pituitary gland
Small intestine
Neck
Lymph
Parathyroid gland
High blood pressure
Digestive system celiac plexus
Stomach
Renal gland
Pancreas
Duodenum
Transverse colon
Bladder
Coccygeal bone sacroanterior
Genitalia
Haemorrhoidalis

Right foot

Paranasal cavity

Eye
Ear
Trapezius
Lung bronchus
Shoulder
Liver
Gall bladder
Kidney
Urethral canal
Ascending colon
Small intestine
Knee
Vermiform appendix

Fod punkt

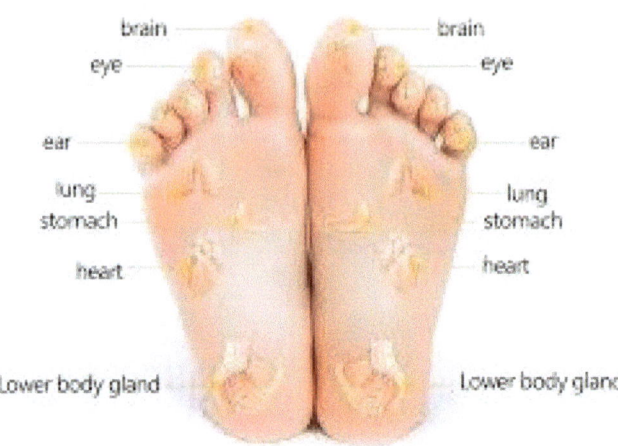

organ

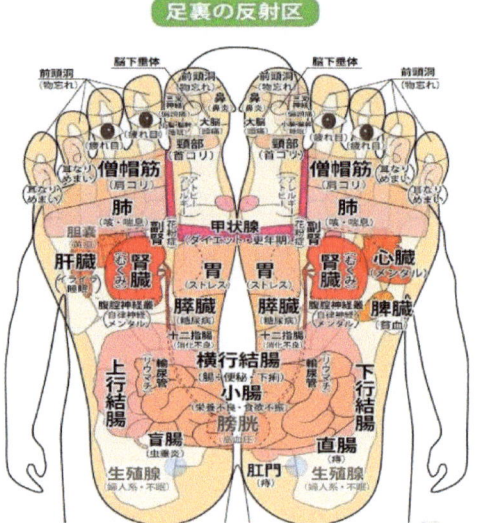

organ

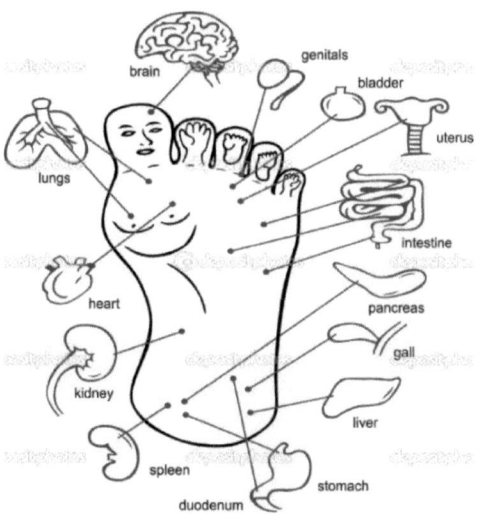

Fod punkt

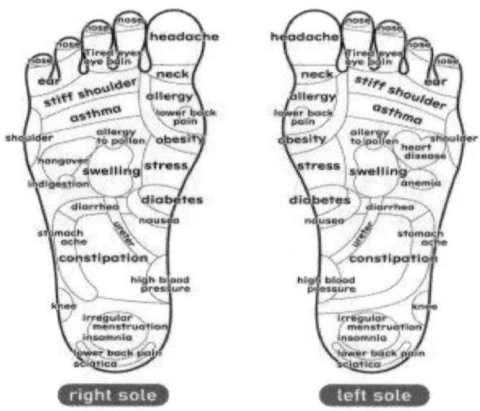

almindelig sygdom

Kapitel 1. Fodterapi

Fodterapi opstod meget tidligere end andre terapier ifølge historien om kinesisk traditionel medicin. Smerten forårsaget af sygdom kan lindre ved at påføre en vis stimulation til området af foden med hænder eller akupunktur eller andre.

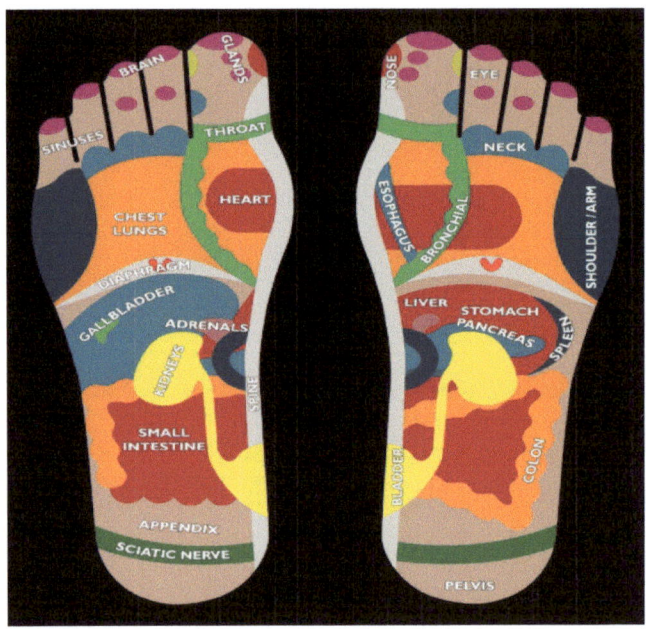

I. Tilsvarende områder af indre organer

Fodområder svarer til kroppens organer. Storetåen svarer til hjernens hoved og den proksimale ende af storetåen svarer til halsen.

De reflekterende områder af organer på venstre side af kroppen svarer til venstre fod. Højre side af kroppen svarer til højre fod. Såsom nyre, lunge og urinleder i par har på begge fødder. Organerne på midterlinjen, såsom storhjernen, lillehjernen, næsen, mandlerne, maven og rygsøjlen har de mediale grænser på begge fødder. Lever, milt og ører er sidekanterne på begge fødder.

De projicerede områder af cerebrum, frontal sinus, trigeminusnerver, øjne og ører er på den kontralaterale fod.

Det projicerede område af trigeminusnerven på venstre fod er til at behandle til højre i ansigtet, og på højre fod skal behandles til venstre i ansigtet.

1. Højre sål: Diagram over tilsvarende områder

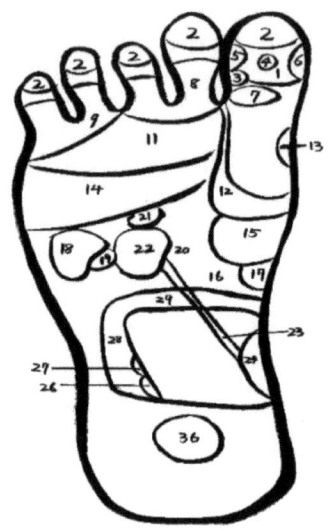

Fig. 1 Tilsvarende områder på højre fodsål

1. Hoved (hjerne), venstre hjernehalvdel
2. Venstre frontal sinus
3. Hjernestam og lillehjernen
4. Hypofysen
5. Venstre trigeminus
6. nerve

7. Næse

8. Hals
9. Venstre øje
10. Venstre øre
11. trapezius muskel (nakke, skulder)
12. skjoldbruskkirtlen
13. biskjoldbruskkirtlen
14. lunge og bronchus
15. mave
16. tolvfingertarmen

17. bugspytkirtel
18. lever
19. galdeblære
20. plexus cøliaki
26. blindtarm (tillæg)
27. ileocecal ventil
28. stigende kolon
29.tværgående tyktarm

21. binyre
22. nyre
23. urinleder
24. urinblære

36. reproduktive kirtel (æggestokke eller testikler)

2. Venstre sål: Diagram over reflekterende områder

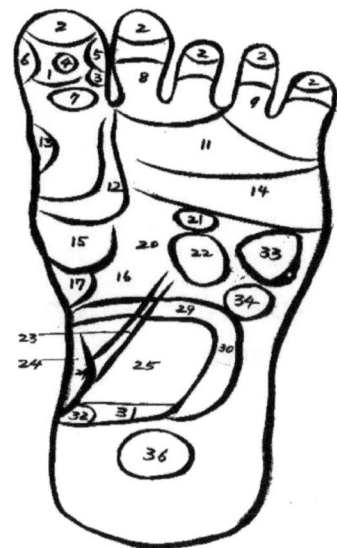

Fig. 2 Tilsvarende områder på venstre fodsål

1. Hoved (hjerne), højre hjernehalvdel
2. Højre frontal sinus
3. Hjernestam og lillehjernen
4. Hypofysen
5. Højre trigeminusnerve
6. Næse
7. Hals
8. Højre øje
9. Højre øre
11. trapezius muskel (nakke, skulder)
12. skjoldbruskkirtlen
13. biskjoldbruskkirtlen
14. lunge, bronchus
15. mave
16. tolvfingertarmen
17. bugspytkirtel
20. plexus cøliaki
21. binyre
22. nyre
23. urinleder
24. urinblære
25. tyndtarm
29. tværgående tyktarm
30. nedadgående kolon
31. rektum
32. anus
33. hjerte
34. milt
36. reproduktive kirtel (æggestokke eller testikler)

3. Lateral side af foden: Diagram af reflekterende område

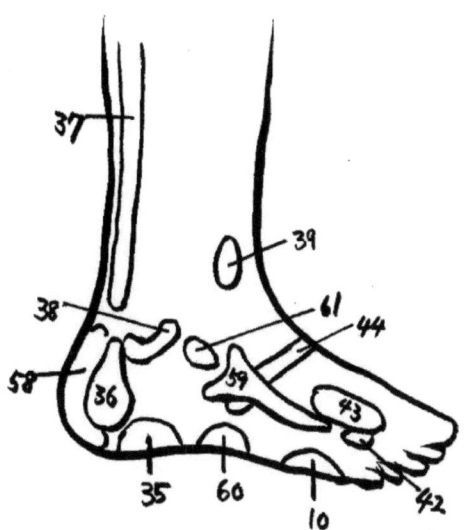

Fig.3 Tilsvarende områder på lateral side af foden

10. skulder
35. knæ
36. forplantningskirtel
37. underliv
38. hofteled
39. lymfeknuder
(overkrop)

42. balanceorgan
(labyrint)
43. bryst
44. diafragma
58. iskiasnerve
59. scapula
60. albueleddet
61. ribben

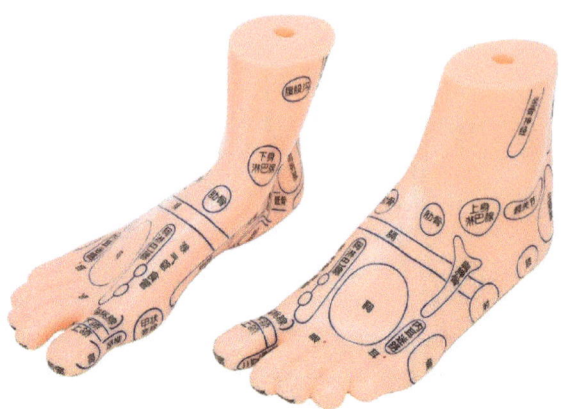

4. Medial side af fod: Diagram af tilsvarende område

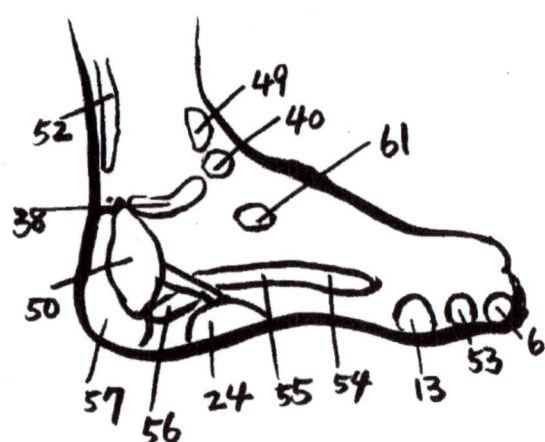

Fig. 4 tilsvarende områder på den mediale side af foden

6. næse
13. biskjoldbruskkirtlen
24. urinblære
38. hofteled
40. lymfeknuder (mave)
49. lyskerille
50. livmoder, prostata

51. penis, vagina, urinrør
52. anus endetarm (hæmoride)
53. halshvirvelsøjlen
54. brysthvirvelsøjlen
55. lændehvirvelsøjlen
56. korsbenet
57. halebenet
61. ribben

5. Rygsiden af foden: Diagram over tilsvarende områder

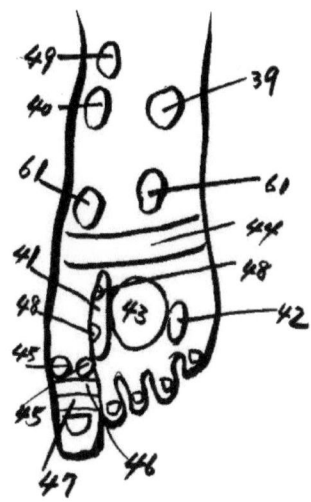

Fig. 5 Tilsvarende områder på rygsiden af foden

39. lymfeknuder (overkrop)
40. lymfeknuder (mave)
41. lymfeknuder (bryst)
42. balanceorgan (labyrint)
43. bryst
44. diafragma
45. mandler
46. underkæbe
47. gane
48. larynx, luftrør, stemmebånd
49. lyskerille
61. ribben

Kapitel 2. Fodmeridianakupunktur

Fodakupunktur er traditionel akupunktur, den er fastlagt i henhold til meridian-teorierne og baseret på de tætte relationer mellem fod og meridianer, indre organer og Qi og blod til behandling af sygdomme ved at stimulere cirkulationen af Qi, justere vital energi og udstøde bakterier.

1. Metode til lokalisering af fodakupunkturpunkter
1. Proportional knoglemåling
(1) Afstanden mellem hælkanten og roden af 3. tå er opdelt i 10cun.

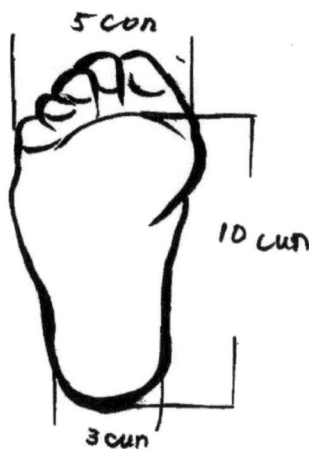

Fig. 1 Proportional knoglemåling for sål

(2) Afstanden fra spidsen af medial af lateral malleolus til medial eller lateral kant af foden er opdelt i 3 cun.

(3) Afstanden mellem medial kant af første metatarsophalangeal led og lateral kant af 5. metatarsophalangeal led på både dorsal og plantar side er opdelt i 5 cun.

(4) Den bredeste del af hælen er opdelt i 3 cun.

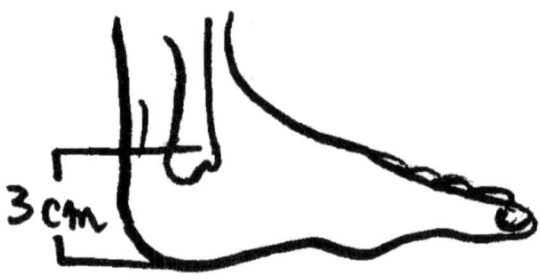

Fig. 2 Proportional knoglemåling for side af foden

2. Overfladeanatomiske vartegn

Akupunkturpunkterne er placeret i henhold til overfladens anatomiske pejlemærker, som er folder på tæer, spidser af tæer, metatarsophalangeale led, capitula af metatarsale knogler, terminaler af folder mellem tæer, spidser af mediale og laterale malleoler og tuberositet af navicular knogle.

I. Fodmeridian

Foden har fod Yin-meridianer og tre Yang-meridianer.
Yin-meridianer: milt, nyre, lever.
Yang-meridianer: Mave, blære, galdeblære

II. Fodmeridian Akupunkturpunkter

1. Miltmeridian i Fod-Taiyin
足太阴脾经经穴

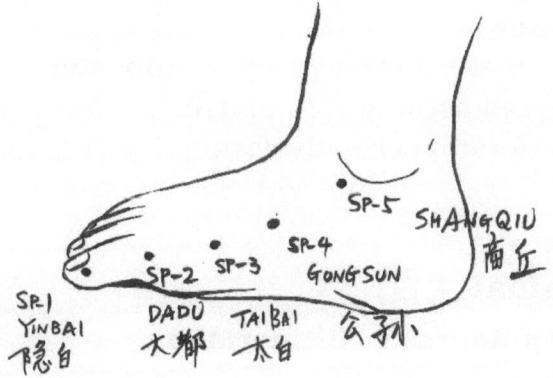

SP-1 (Yinbai 隱白)

- **Jing-Well point.**

Placering

På den mediale side af storetåen, 0,1 cun ved siden af neglens hjørne.

Indikationer

Oppustet mave, apopleksi, kramper, psykiske lidelser, metrorragi, livmoderblødning, blodig afføring.

SP-2 (Dadu 大都)

Placering

På den mediale side af storetåen, i fordybningen distalt og lavere end det første metatarsophalangeae led.

Indikationer

Mavesmerter og oppustet mave, opkastning, diarré, febersygdom, forstoppelse, dysfori.

SP-3 (Taibai 太白)

- **Yuan-Source i Miltmeridian.**

Placering

På fodens mediale side, i fordybningen proximal og lavere end den første metatarsophalangeae led.

Indikationer

Oppustet mave, mavepine, opkastning, diarré, forstoppelse, ødemer, smerter i leddene, beriberi, tyngde i kroppen.

SP-4 (Gongsun 公孙)

- **Luo-forbindelsespunkt i Miltmeridian.**

Placering

På fodens mediale side i fordybningen distalt og lavere end i basen af den første metatarsus knogle.

Indikationer

Oppustet mave, diarré, ødem, opkastning, dysenteri, mavepine, søvnløshed, dysfori, maveknurren.

SP-5 (Shangqiu 商丘)

Placering

På den mediale side af foden, i fordybningen distalt og lavere end den mediale malleolus, midtpunktet.

Indikationer

Oppustet mave, forstoppelse, diarré, maveknurren, stivhed og smerter i tungen, hæmorroide, smerter i foden og anklen.

2. Livermeridian i Fod-Jueyin
足厥阴肝经经穴

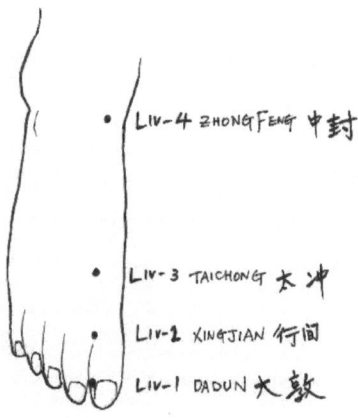

LIV-1 (Dadun 大敦)
- **Jing-Well point**

Placering

På lateralsiden af ryggen af den store tå, fodryg, 0,1 cun ved siden af neglens hjørne.

Indikationer

> Apopleksi, epilepsi, brok, koma, uregelmæssig menstruation, metrorragi, metrostaxis, sammentrækning af kønsorganer.

LIV-2 (Xingjian 行间)

Placering

> På lateral side af fodryggen, mellem første og anden tå, 0,5 cun proximalt til huden mellem tæerne fold.

Indikationer

> Oppustet mave, hovedpine, svimmelhed, rødme og hævelse af øjensmerter, glaukom, brok, gulsot, uregelmæssig menstruation, metorrorragi, metrostaxis, epilepsi, søvnløshed, smerter og hævelse i fodryggen af fod, følelsesløshed i tæerne.

LIV-3 (Taichong 太冲)

- **Yuan-Source i Levermeridian.**

Placering

> På fodryggen, i fordybningen distalt til krydset, mellem den første og anden metatarsus knogler.

Indikationer

Hovedpine, svimmelhed, svimmelhed, smerte og hævelse i øjnene, glaukom, nærsynethed, lammelse i ansigtet, brok, opkastning, smerter i hypokondriakområdet, epilepsi, apopleksi, slaphed i underekstremiteter, svær lumbago, infantil krampe.

LIV-4 (Zhongfeng 中封)

Placering

På ankel, foran den mediale malleolus, i fordybningen på den mediale side af senen til m.tibialis anterior.

Indikationer

Brok, retention af urin, metorrorragi, metrostaxis, uregelmæssig menstruation, gulsot.

3. Nyremeridian i Fod-Shaoyin

足少阴肾经经穴

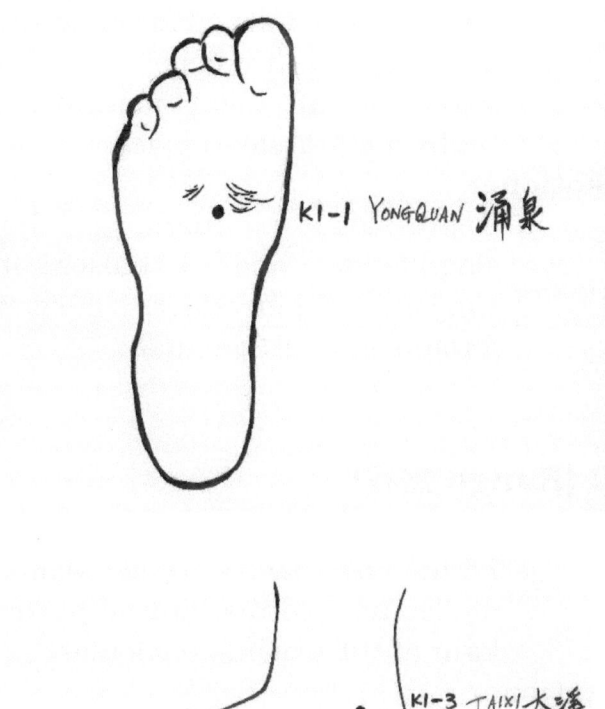

KI-1 (Yongquan 涌泉)

- **Jing-Well punkt.**

Placering

> På sålen af foden ved forbindelsen mellem den forreste tredjedel og bagerste to tredjedele af sålen mellem anden og tredje metatarsal knogler.

Indikationer

> Depression, mani, hovedpine, slagtilfælde, ondt i halsen, tørhed i tungen, febersåler, svimmelhed, forstoppelse, stemmetab.

KI-2 (Rangu 然谷)

Placering

> Foran og lavere end den mediale malleolus i fordybningen på den nedre kant af tuberositas naviculare knogler.

Indikationer

> Hovedpine, svimmelhed, ondt i halsen, uregelmæssig menstruation, leukorré, ujævn vandladning, sædemission, smerter i dorsum af munden, hæmoptyse.

KI-3 (Taixi 太溪)

- **Yuan-source i nyremeridian.**

Placering

På den mediale malleolus i fordybningen mellem prominensen af den mediale malleolus og akillessenen.

Indikationer

Tinnitus, døvhed, hovedpine, svimmelhed, ondt i halsen, tandpine, uregelmæssig menstruation, hoste, astma, sædemission, impotens, smerter i hælen, søvnløshed.

KI-4 (Dazhong 大钟)

- **Luo-forbindelsespunkt i Nyremeridian.**

Placering

0,5 cun under og bagud for KI-3 (Taixi 太溪), på den forreste kant af den mediale side af senen calcaneus.

Indikationer

Astma, hoste, demens, dysuri, enurese, hyppig vandladning, smerter i hælen, smerter i lænden.

KI-5 (Shuiquan 水泉)

- **Xi-Cleft punkt i Nyremeridian.**

Placering

> 1 cun direkte under KI-3 (Taixi 太溪) i fordybningen på den mediale side af tuberositas i calcaneum.

Indikationer

> Uregelmæssig menstruation, dysmenoré, sløret syn, ujævn vandladning.

KI-6 (Zhaohai 照海)

Placering

> 1 cun under prominensen af den mediale malleolus.

Indikationer

> Depression, mani, uregelmæssig menstruation, dysmenoré, søvnløshed, ondt i halsen, forstoppelse, smerter og hævelse i malleolusleddet.

4. Mavemeridian i Fod-Yangming
足阳明胃经经穴

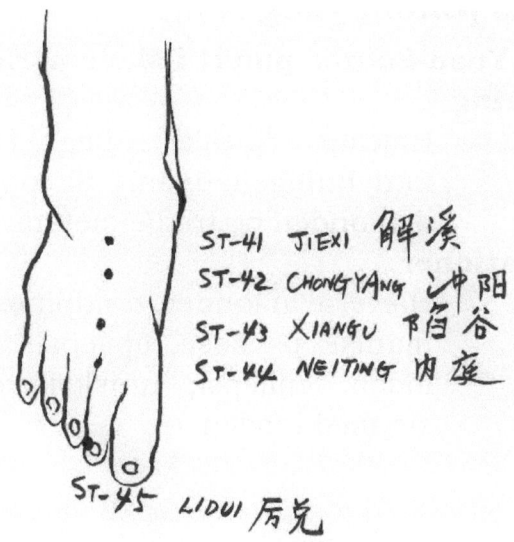

ST-41 JIEXI 解溪
ST-42 CHONGYANG 沖阳
ST-43 XIANGU 陷谷
ST-44 NEITING 内庭

ST-45 LIDUI 厉兑

ST-41 (Jiexi 解溪)

Placering

Midtpunkt i fodryggen ved den laterale malleolus i en fordybning mellem senerne i extensor hallucis longus og extensor digitorum longus.

Indikationer

Hovedpine, svimmelhed, depressiv og manisk psykose, forstoppelse, oppustet mave, hævelse og smerter i ankelleddet, syndromer i underekstremiteter.

ST-42 (Chongyang 冲阳)

- **Yuan-Source punkt i Mavemeridian.**

Placering

Højeste punkt på fodryggen i fordybningen distalt til krydset mellem den anden og tredje metatarsal knogler.

Indikationer

Hævelse af kinder, tandpine, depressiv og manisk psykose, epilepsi, svækkelse af foden, epilepsi, muskelatrofi, epilepsi, slaphed i foden.

ST-43 (Xiangu 陷谷)

Placering

På fodryggen, mellem den anden og tredje Metatarsus knogler, 1 cun tæt på ST-44 (Neiting 内庭).

Indikationer

Mavesmerter, hævelse af kinder, smerter i øjnene, febersygdom, hævelse og smerter i fodryggen.

ST-44 (Neiting 内庭)

Placering

På fodryggen, mellem

Indikationer

Tandpine, smerter i ansigtet, ondt i halsen, mavepine, epistaxis, oppustet mave, forstoppelse, dysenteri, diarré, hævelse og smerter i fodryggen, febersygdom.

ST-45 (Lidui 厉兑)

Placering

På lateralsiden af anden tå, 0,1 cun ved siden af neglens hjørne.

Indikationer

Tandpine, hævelse i ansigtet, ondt i halsen, epistaxis, mani, febersygdom.

5. Blæremeridian i Fod-Taiyang

足太阳膀胱经经穴

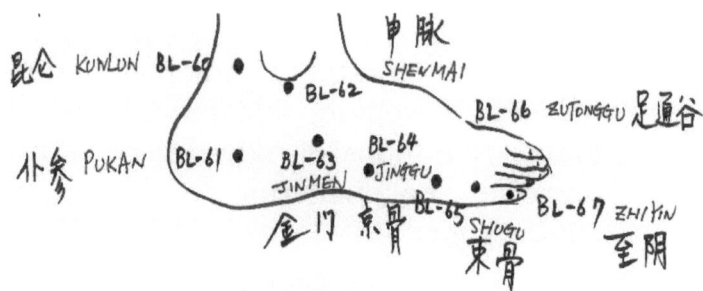

BL-60 (Kunlun 昆仑)

Placering

Bag ankelleddet i fordybningen ved siden af laterale malleolus.

Indikationer

Hovedpine, svimmelhed, sløret syn, smerter og hævelse af hælen, lændesmerter, epilepsi, epistaxis.

BL-61 (Pucan 仆参)

Placering

På fodens laterale side, direkte under BL-60 (Kunlun 昆仑).

Indikationer

Smerter i hælen, epilepsi, muskelatrofi, svaghed i underekstremiteterne.

BL-62 (Shenmai 申脉)

Placering

På fodens laterale side, direkte under den laterale malleolus.

Indikationer

Epilepsi, mani, hovedpine, svimmelhed, søvnløshed, smerter i benet.

BL-63 (Jinmen 金门)

- **Xi-Cleft punkt i Blæremeridian.**

Placering

På fodens laterale side, i fordybningen under den terningebenet knogle, der ligger mellem hælbenet og tuberositeten i den femte metatarsal knogle.

Indikationer

Hovedpine, epilepsi, mani, smerter i den ydre malleolus, slaphed og motorisk svækkelse af underekstremiteter.

BL-64 (Jinggu 京骨)

- **Yuan-Source punkt i Blæremeridian.**

Placering

På fodens laterale side, i fordybningen under tuberositeten af den femte metatarsal knogle.

Indikationer

Hovedpine, stivhed i nakken, smerter i lænd og lår, epilepsi, grå stær.

BL-65 (Shugu 束骨)

Placering

På fodens laterale side, bagved den femte metatarsal knogle.

Indikationer

Hovedpine, stivhed i nakken, svimmelhed, manisk depression, smerter i underekstremiteterne, sløret syn.

BL-66 (Zutonggu 足通谷)

Placering

På fodens laterale side, foran til den femte metatarso-falangeale knogle.

Indikationer

Hovedpine, stivhed i nakken, svimmelhed, manisk, depression, epistaxis.

BL-67 (Zhiyin 至阴)

Placering

På lateral side af lille tå, ca. 0,1 cun fra neglens hjørne.

Indikationer

Hovedpine, epistase, smerter i øjnene, forkert placering af fosteret, nasal obstruktion, dystoki, feber i sålen.

6. Galdeblæremeridian i Fod-Shaoyang

足少阳胆经经穴

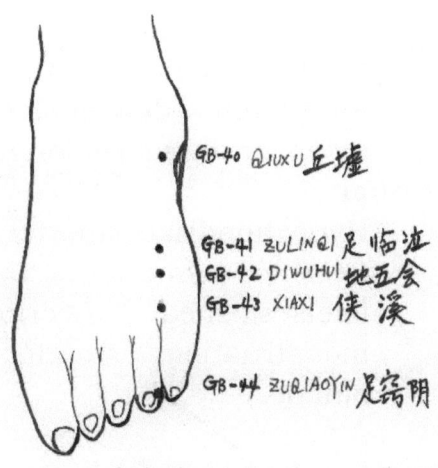

GB-40 (Qiuxu 丘墟)

• **Yuan-Source punkt i Galdeblæremeridian.**

Placering

Ved ankelleddet, foran og under den laterale malleolus.

Indikationer

Smerter i hypokondriak-regionen, opkastning af syreopkast, muskelatrofi i underekstremiteterne, malaria, hævelse og smerter i den ydre malleolus.

GB-41 (Zulinqi 足临泣)

Placering

På lateral siden af fodens fodryggen, fjerde og femte metatarsus knogler i en fordybning, der er lateral til senen i extensor digitiform longus i den femte tå.

Indikationer

Hypochondriac smerter, følelsesløshed i tæerne, smerter i fod dorsum, følelsesløshed i tæerne, uregelmæssig menstruation, smerter og hævelse i øjnene.

GB-42 (Diwuhui 地五会)

Placering

Mellem fjerde og femte metatarsus knogler på den mediale side af senen til m.extensor digitorum longus.

Indikationer

Smerter i øjenkrog, tinnitus, hævelse og smerter i fodryggen, udvidende brystsmerter.

GB-43 (Xiaxi 侠溪)

Placering

Mellem fjerde og femte tæer, 0,5 cun proximalt til margen til folden.

Indikationer

Hovedpine, svimmelhed, tinnitus, døvhed, hævelse og smerter i øjnene, smerter i hypokondrierne, udvidende smerter i brystet, febersygdomme.

GB-44 (Zuqiaoyin 足窍阴)

- **Jing-Well punkt.**

Placering

På lateral side af fjerde tå, 0,1 cun fra hjørnet af neglen.

Indikationer

Hovedpine, rødme, hævelse og smerter i øjnene, migræne, døvhed, tinnitus, febersygdomme, søvnløshed, hypochondriac smerte apopleksi, ondt i halsen.

7. Placering af de ekstraordinære punkter
常用经外奇穴定位

EX-LE7 Neihuaijian 内踝尖

Placering

På den mediale side af foden, ved prominens af den mediale malleolus.

Indikationer

Smerter og lammelse i underekstremiteterne, muskelatrofi.

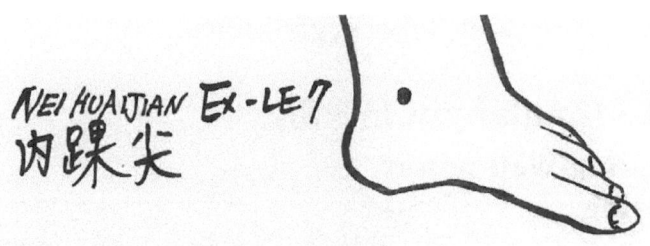

EX-LE8 Waihuaijian 外踝尖

Placering

På fodens laterale side, ved prominens af lateral malleolus.

Indikationer

Smerter og lammelse i underekstremiteterne, muskelatrofi.

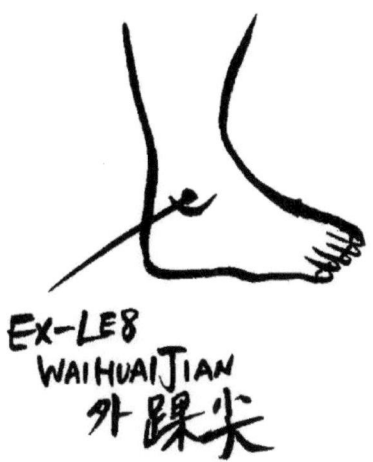

EX-LE8
WAIHUAIJIAN
外踝尖

EX-LE9 Bafeng 八风

Placering

På fodryggen, ved fold af vævene mellem hver to tæer, fire punkter på hver fod, otte punkter i alt.

Indikationer

Tåsmerter, rødme og hævelse af fodryggen, følelsesløshed i underbenet.

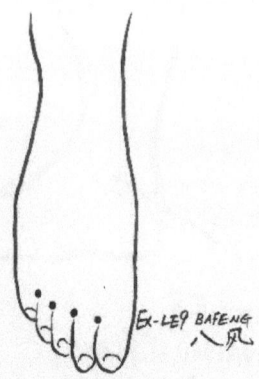

EX-LE10 Duyin 独阴

Placering

> På den plantar side af anden tå, midt på det tværgående fold.

Indikationer

> Smerter, rødme og hævelse af foden, muskelatrofi, smerter og følelsesløshed i underbenet.

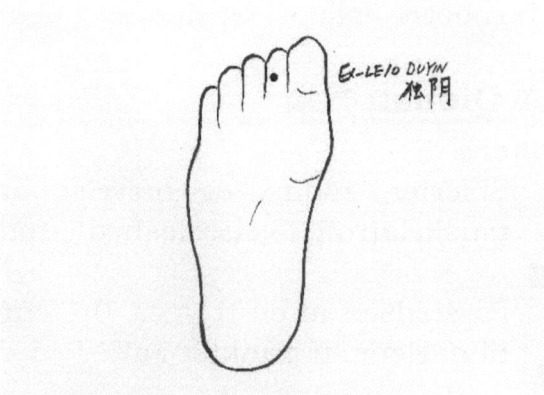

EX (Lineiting 里内庭)

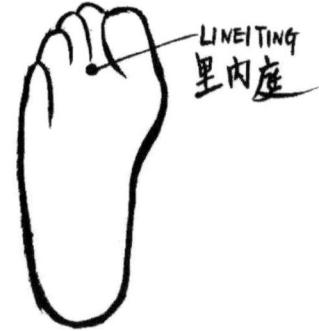

Placering

På plantarsiden af foden, i fordybningen mellem anden og tredje tå og på den modsatte side af ST-44 (Neiting 内庭).

Indikationer

Kramper hos børn, epilepsi og smerter i tæerne.

EX-LE11 Qiduan 气端

Indikationer

Smerter, rødme og hævelse af foden, muskelatrofi, følelsesløshed i underbenet.

Placering

På spidsen af de ti tæer, 0,1 cun distalt til neglene, ti punkter i alt.

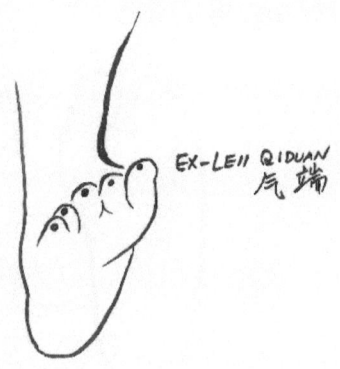

EX-LE11 QIDUAN 气端

8. Andre ekstra fodakupunkturpunkter

(1)

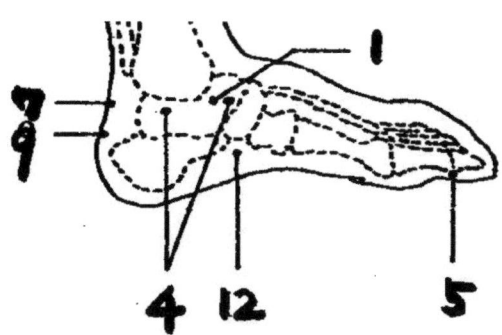

1.EX (Neihuai 内踝 Qianxia)
4. EX (Yingchi)
5. EX (Yinyang 阴阳)

7. EX (Quanshengzu)
9. EX (Shuwei)
12. EX (Ranhou)

1. EX-1 (Neihuai Qianxia)
Placering
En fingerbredde foran til midtpunkt af den nedre kant af medial malleolus.
Indikationer
Opstød af mad.

4. EX-4 (Yingchi)
Beliggenhed
I fordybningerne foran og bagved til den nedre kant af medial malleolus.
Indikationer

Rigeligt menstruationsudflåd og udflåd af rød og hvid leukorrhea.

5. EX-5 (Yinyang 阴阳)

Placering

I den mediale ende af den interphalangeale fold af storetåen.

Indikationer

Synkope, diarré, udflåd af rød og hvid leukorré.

7. EX-7 (Quanshengzu)

Placering

På den bageste midterlinje af akillessenen og i midten af folden over hælbenet.

Indikationer

Spasmer i spiserøret, vanskelig fødsel, lænd.

9. EX-9 (Shuwei)

Placering

Ved midtpunktet af den øvre kant af hælbenet.

Indikationer

Tuberkler af cervikale lymfeknuder.

12. EX-12 (Ranhou)
Placering

> 1,3 cm bagud for KI-2 (Rangu).

Indikationer

> Dårlig fordøjelse.

(2)

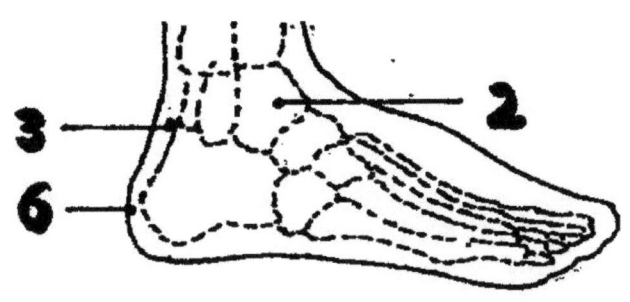

2. EX (Waihuaijian 外踝尖 Jiaomai)

3. EX (Xiakunlun 下昆仑)
6. EX (Nüxi)

2. EX-2 (Waihuaijian 外踝尖 qian Jiaomai)
Placering

> På fodrygsiden af ankelleddet og ved krydset af mediale tre fjerdedele og laterale en fjerdedel af en forbindelseslinje mellem spidserne af medial og lateral malleolus.

Indikationer

> Tandpine.

3. EX-3 (Xiakunlun 下昆仑)
Placering

På den forreste kant af akillessenen og 3,3 cm under spidsen af lateral malleolus.

Indikationer

Lumbago, migræne, hemiplegi, smertefuld gang, Bi-syndrom på grund af kulde.

6. EX-6 (Nüxi)
Placering

Midt på hælbenet.

Indikationer

Psykiske sygdomme, opkastning, diarré, muskelspasmer, kramper.

(3)

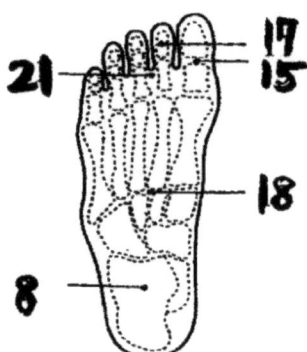

8. EX (Shimian 失眠)   17. EX (duyin 独阴)
15. EX (Muzhi Lihengwen)   18. EX (Zuxin)

21. EX (Lineiting 里内庭)

8. EX-8 (Shimian 失眠)

Placering

> På sålen og ved krydsningspunktet for midterlinjen af sålen og forbindelseslinjen af mediale og laterale malleolus.

Indikationer

> Søvnløshed, smerter i sålen

15. EX-15 (Muzhi Lihengwen 慕芷璃恒温)

Placering

> På fodsålsiden af storetåen og i midten af fold af interphalangeal leddet.

Indikationer

> Brok.

17. EX-17 (duyin 独阴)

Placering

> På fodsålsiden af foden og i midten af folden af 2. metatarsophalangealled.

Indikationer

> Brok, uregelmæssig menstruation, graviditetsopkastning.

18. EX-18 (Zuxin 足心)

Placering

Ved midtpunktet af en forbindelseslinje mellem spidsen af 2. tå og den bagerste kant af hælen.

Indikationer

Hovedpine, epilepsi, svimmelhed, smerter i sålen.

21. EX-21 (Lineiting 里内庭)

Placering

På fodsålsiden af foden, mellem 2. og 3. tå, og på den modsatte side af ST-44 (Neiting 内庭).

Indikationer

Epilepsi, smerter i tæerne, kramper hos børn.

(4)

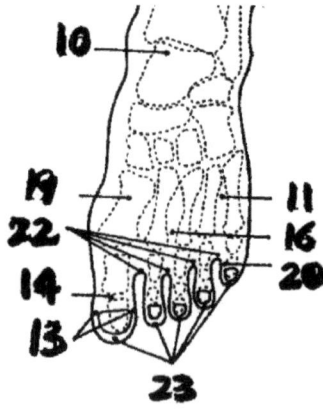

10. EX (Quchi 曲池)   19. EX (Neitaichong 内太冲)
11. EX (Tongli 通里)   20. EX (Neizhiyin 内至阴)
13. EX (Jiagen)   22. EX (Bafeng 八风)
14. EX (Dazhi Jumao)   23. EX (Qiduan 气端)
16. EX (Erzhishang)

10. EX-11 (Quchi 曲池)
Placering

På den mediale side af fodbuen, under og anterior til medial malleolus og i en fordybning mellem senerne i den forreste skinnebensmuskel og storetåens lange ekstensormuskel.

Indikationer
Brok, smerter i underlivet.

11. EX-5 (Tongli 通里)
Placering

På fodryggen og 1,6 cm anterior til den bageste ende af det interosseøse mellemrum mellem 4. og 5. metatarsalknogler.

Indikationer
Rigeligt menstruationsflåd.

13. EX-11 (Jiagen)
Placering

På fodrygsiden af storetåen og ved siden af de mediale og laterale hjørner af neglen.

Indikationer

Brok.

14. EX-14 (Dazhi Jumao)

Placering

På fodrygsiden af storetåen og i håret på denne tås interphalangeale led.

Indikationer

Brok, vertigo, hovedpine, apopleksi med koma.

16. EX-16 (Erzhishang)

Placering

Ved midtpunktet mellem ST-44 (Neiting 内庭) og ST-43 (Xiangu 陷谷).

Indikationer

Ødem.

19. EX-19 (Neitaichong 内太冲)

Placering

På fodrygsiden af foden, i en fordybning på skinnebenssiden af senen af den lange ekstensormuskel på storetåen og på den modsatte side af Liv-3 (Taichong 太冲).

Indikationer

Brok.

20. EX-20 (Neizhiyin 内至阴)
Placering

0,3 cm fra det mediale hjørne af neglen på lilletåen og modsat BL-67 (Zhiyin 至阴).

Indikationer

Hysteri, kramper hos børn.

22. EX-LE10 (Bafeng 八风)
Placering

På fodryggen, mellem alle tæer og på den dorsoplantare grænse af netfolderne.

Indikationer

Hovedpine, tandpine, uregelmæssig menstruation.

23. EX-LE-12 (Qiduan 气端)
Placering

På spidsen af alle ti tæer.

Indikationer

Beriberi, lammelse af tæer, pludselig behandling.

Kapitel 3. Fodakupunkturterapi
1. Fodakupunktur

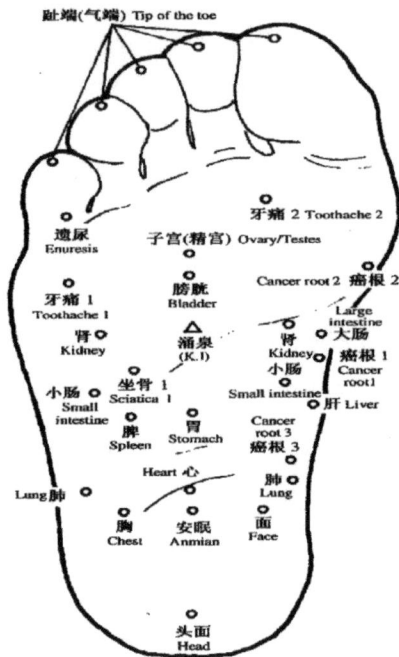

Fodakupunktur punkt

- **Effektivitet**

(1) Balancejustering af Yin og Yang.

(2) Frigivelse af stasis af meridianer ved at anvende akupunktur og moxibustion.

(3) Forbedre kroppens modstand og udledning af patogener.

(1). Akupunktur på sålen

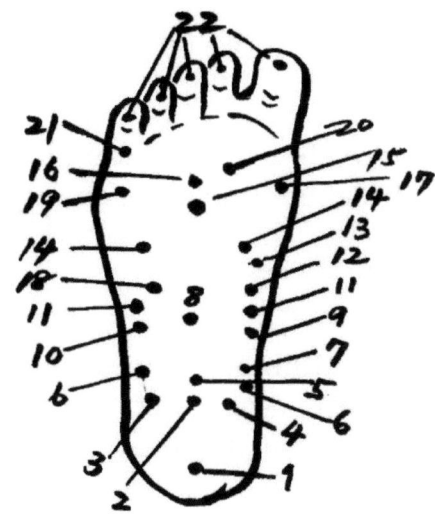

På sålen

1. Hoved og ansigt
2. Anmian
3. Bryst
4. Ansigt
5. Hjerte
6. Lunge
7. Aigen 3
8. Mave
9. Lever
10. Milt
11. Tyndtarm

12. Aigen 1
13. Kolon
14. Nyre
15. Blære
16. Livmoder
17. Aigen 2
18. Ischium 1
19. Tandpine 1
20. Tandpine 2
21. Sengevædning
22. Zhiduan

1. Hoved og ansigt
Placering

På midterlinjen og 1 cun fra den bageste hælkant.

Indikationer

Forkølelse, hovedpine, maksillær bihulebetændelse og rhinitis.

2. Anmian
Placering

På midtlinjen, 3 cun fra den bageste hælkant og ved midtpunktet på forbindelseslinjen af mediale og laterale malleoli.

Indikationer

Søvnløshed, psykose, hysteri, neurasteni, hypotension.

3. Bryst
Placering

1 cun lateralt for fodens midtlinje, 3 cun fra den bageste hælkant og 1 cun lateralt for Anmian.

4. Ansigt
Placering

1 cun medial til Anmian.

Indikationer

Trigeminusneuralgi, facialisparese, ansigtskløe.

5. Hjerte

Placering

På midterlinjen og 3,5 cun fra den bagerste kant af hælen.

Indikationer

Hypertension, hjertebanken, hjertesmerter ondt i halsen, stiv tunge, tungesmerter, søvnløshed.

6. Lunge

Placering

1,5 cun på hver side af hjertet.

Indikationer

Hoste, astma, brystsmerter.

7. Aigen 3

Placering

1,5 cun medial til midterlinjen af sål, 4 cun fra bageste hælkant og 0,5 cun medial til lunge.

Indikationer

Lindring af smerter, spasmer og andre symptomer på kræft i nasopharynx, nakke, lunger, øvre og midterste segment af spiserøret.

8. Mave

Placering

På midterlinjen af sålen, 5 cun fra den bageste hælkant.

Indikationer

Opkastning, fordøjelsesbesvær, søvnløshed.

9. Lever

Placering

2 cun medial til maven.

Indikationer

Hepatitis, kolecystitis, interkostal neuralgi, øjensygdomme.

10. Milt

Placering

1 cun lateralt for maven.

Indikationer

Fordøjelsesbesvær, diarré, tilbageholdelse af urin, blodsygdomme, søvnløshed.

11. Tyndtarm

Placering

> 1,5 cun medial og lateralt for midtlinjen, 5,5 cun fra bageste hælkant.

Indikationer

> Mavesmerter, diarré, tarmgurglen, dysenteri.

12. Aigen 1

Placering

> 2 cun medial til midterlinjen af sål, 6 cun fra bageste hælkant.

Indikationer

> Lindring af smerter, symptomer på kræft i den nedre ende af spiserøret, mave, cardia.

13. Kolon

Placering

> 2 cun medial til midterlinjen af sål og 6,5 cun fra bageste hælkant.

Indikationer

> Mavesmerter, opkastning, diarré, dysenteri.

14. Nyre

Placering

> 1,5 cun medial og lateralt for KI-1 (Yongquan 涌泉).

Indikationer

Hovedpine, svimmelhed, psykose, tilbageholdelse af urin, inkontinens af urin, lænd.

15. Blære

Placering

På midterlinjen af sålen og 2 cun bagved roden af 3. tå.

Indikationer

Ophobning af urin, sengevædning, urininkontinens.

16. Livmoder

Placering

På midterlinjen af sålen og 1,5 cun bagved roden af 3. tå.

Indikationer

Uregelmæssig menstruation, dysmenoré, leukorrhagi, urinretention, orchitis.

17. Aigen 2

Placering

2,5 cun medial til urinblæren.

Indikationer

Lindring af smerter, andre symptomer på kræft i organer under navlen, metastatiske tumorer i lymfeknuder.

18. Ischium

Placering

4 cun bagved roden af 4. tå.

Indikationer

Neuralgi iskias, lænd, nældefeber, skuldersmerter.

19. Tandpine 1

Placering

1 cun bagved roden af lilletå.

Indikationer

Tandpine.

20. Tandpine 2

Placering

1 cun bagud til krydset mellem store og 2. tå.

Indikationer

Tandpine.

21. Sengevædning

Placering

Ved midtpunktet af folden af det første interfalangeale led i lilletåen.

Indikationer

Sengevædning og hyppig vandladning.

22. Tåspids (Zhiduan 指端)

Placering

På tæerne.

Indikationer

Apopleksi med koma, følelsesløshed i tæer, koldbrand i tæer og beriberi.

(2) Akupunktur på fodryggen

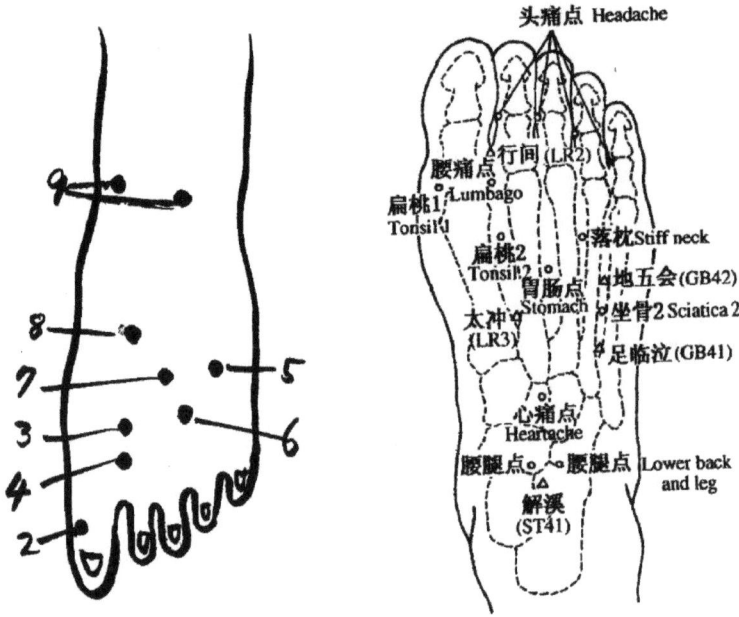

Punkter på fodryggen

2. Tonsil 1   6. Stiv nakke
3. Tonsil 2   7. Mave og tarm
4. Lumbago   8. Hjertesmerter
5. Ischium 2   9. Talje- og bensmerter

2. Tonsil 1
Placering

På storetåen, ved metatarsophalangeal-
leddet og medial til senen på storetåens
lange ekstensormuskel.

Indikationer

Akut tonsillitis, epidemisk parotitis,
eksem og nældefeber.

3. Tonsil 2
Placering

I midtpunktet mellem Liv-3 (Taichong 太
冲) og Liv-2 (Xingjian 行间).

Indikationer

Akut tonsillitis og epidemisk parotitis.

4. Lumbago
Placering

I en depression lateralt for capitulum af
første mellemfodsknogle.

Indikationer

Akut taljeforstuvning og lænd.

5. Ischium 2
Placering

På fodryggen, i midtpunktet, mellem GB41 (Zulinqi 足临泣) og GB-42 (Diwuhui 地五会).

Indikationer

Neuralgi iskias.

6. Stiv nakke
Beliggenhed

På fodryggen, 2 cun bag krydset mellem 3. og 4. tå.

Indikationer

Stiv nakke.

7. Mave og tarm
Placering

På fodryggen, 3 cun bag krydset mellem 2. og 3. tå.

Indikationer

Gastroenteritis, mavesår i tolvfingertarmen.

8. Hjertesmerter

Placering

2,5 cun under ST-41 (Jiexi 解溪).

Indikationer

Hjertesmerter, hjertebanken, astma, almindelig forkølelse.

9. Talje- og bensmerter

Placering

0,5 cun under ST-41 (Jiexi 解溪) i bilaterale depressioner.

Indikationer

Lumbago, smerter og spasmer i underekstremiteterne.

(3) Akupunktur på den mediale side af foden

1. Vertigo
2. Dysmenoré 1
3. Dysmenoré 2
4. Epilepsi

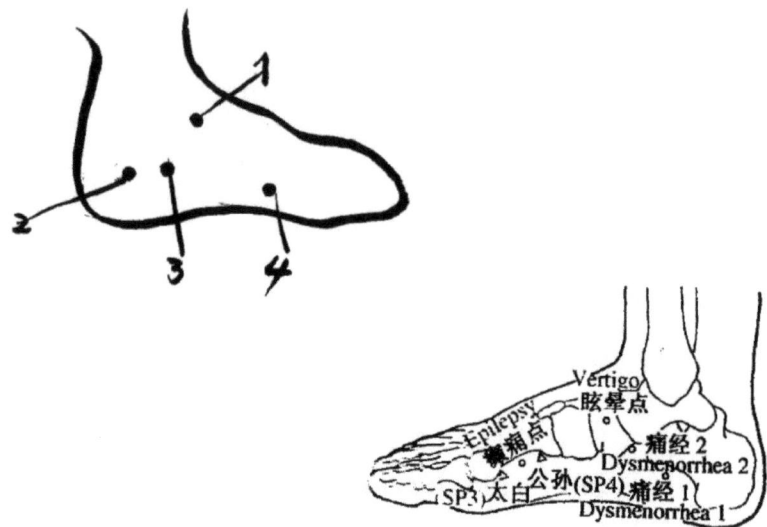

Punkter på den mediale side af foden

1. Vertigo
Placering
På den mediale side af foden, i en fordybning over tuberositet af navikulær knogle.
Indikationer
Vertigo, hovedpine, hypertension, parotitis, tonsilitis.

2. Dysmenoré 1
Placering

2 cun direkte under spidsen af medial malleolus.

Indikationer

Uregelmæssig menstruation, dysmenoré, livmoderblødning.

3. Dysmenoré 2

Placering

På den mediale side af foden, i en fordybning under og bagved tuberositeten af navikulær knogle.

Indikationer

Dysmenoré, livmoderblødning.

4. Epilepsi

Placering

Ved midtpunktet mellem SP-3 (Taibai 太白) og SP-4 (Gongsun 公孙).

Indikationer

Epilepsi, hysteri, neurasteni.

(4) Akupunktur på den laterale side af foden

1. Balder

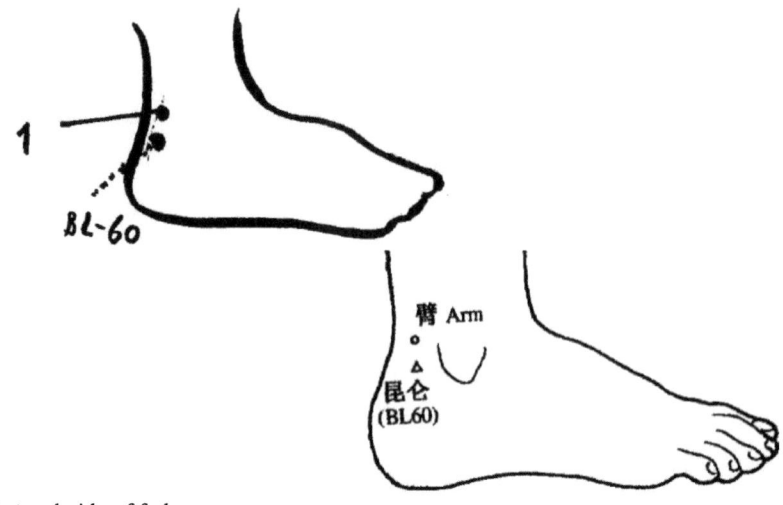

Lateral side af foden

1. balder

Placering

1 cun over BL-60 (Kunlun 昆仑).

Indikationer

Iskias, hovedpine, mavesmerter.

Kapitel 4. Andre fodterapimetoder
1. Fodmassage

Tuina er TCM traditionel massage. Foden har en kompakt struktur af knogler og muskler.

- **Effektivitet**

(1) Balancer af Yin og Yang, justering af indre organer.

(2) Fremmer blodcirkulationen og lindrer blodstase.

(3) Afslapper musklen og beroliger sindet.

(4) Det er en sikker og effektiv uden skade og smerte.

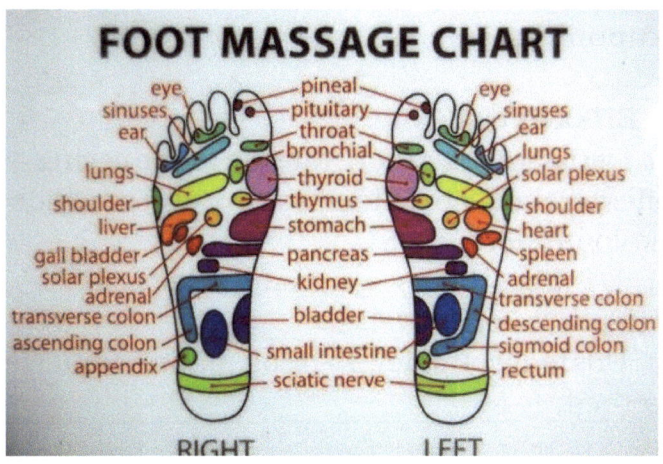

2. Fodbad

Dette er en ekstern TCM-terapi, som er streaming-
og vaskemetoden, fødderne placeres i strøm
fordampet fra et kogt urteafkog til behandling af
sygdom. Det påvirker Qi, blod og meridianerne fra
kroppens overflade til de indre organer. Dette
forstærker Qi og blod, Yin og Yang og fjerner
patogener.

3. Anvendelse af lægemidler på foden

Denne kombination af lægemidler lavet af kinesiske
urter påføres over de reflekterende områder og
fodakupunktur.

- **Effektivitet**
(1) Dette kan give en direkte stimulering til de
reflekterende områder ved at anvende på
lokalområdet.
(2) De absorberes gennem huden for at løse
betændelse og hævelse.
(3) Udstøder kulde, fugt og lindrer smerter og
træthed.

KAPITEL 5. Klinisk behandling af almindelige sygdomme

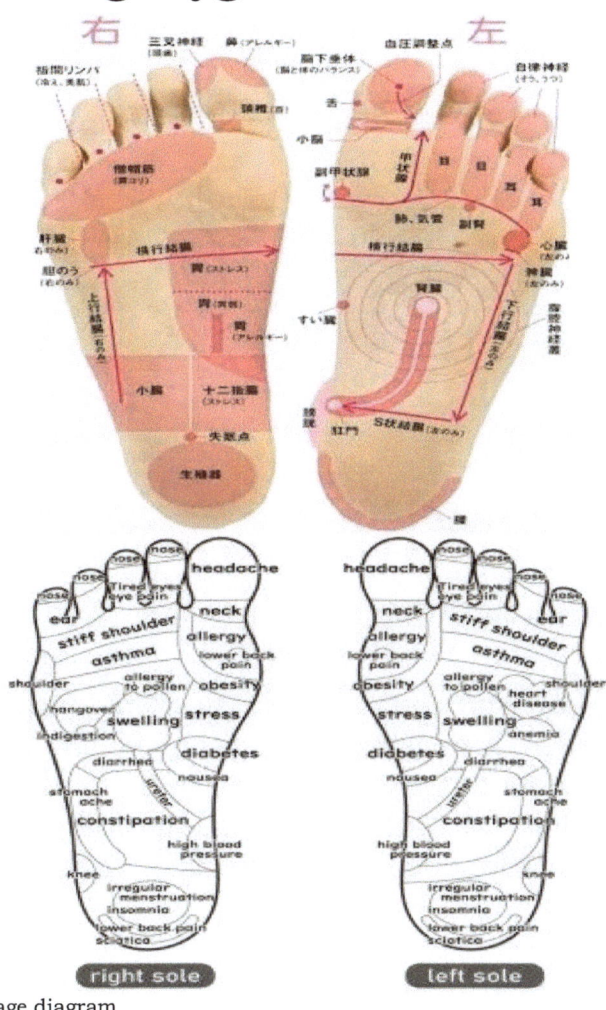

Fodmassage diagram

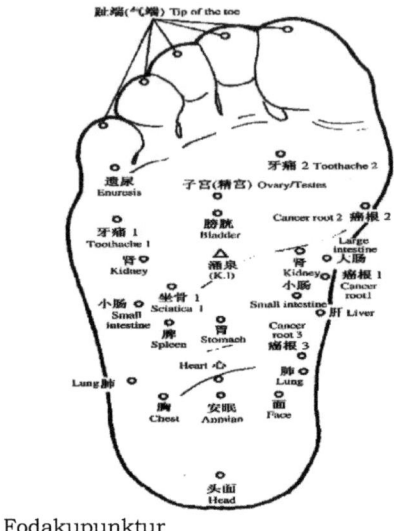

Fodakupunktur

I. Intern medicin

I-1 Astma 哮喘 Xiaochuan

Det er karakteriseret ved paroksysmale anfald af gisp, vejrtrækningsbesvær og en fløjtende lyd i halsen. Dette er forårsaget af en ophobning af slim, forsnævring af luftvejene og interferens med lungeventilation, der producerer gisp og en fløjtende lyd.

- **Behandlinger**

1. Fodmeridianakupunktur:
GB-41 (Zulinqi 足临泣), BL-60 (Kunlun 昆仑),
BL66 (Zutonggu 足通谷), SP-1 (Yinbai 隐白), KI-1
(Yongquan 涌泉), KI-2 (Rangu 然谷)
2. Fodakupunktur: Bryst, Aigen 3, hjertesmerter,
nyre
3. Fodmassage: Larynx, Trachea, Stemmebånd,
Lunge og Bronchus, Lymfeknuder,
Biskjoldbruskkirtlen, Nyre, Milt, Binyre

I-2 Bi syndrome 痹症 Bizheng

Dette er karakteriseret ved følelsesløshed, tyngde,
begrænset bevægelse, hævede led. Dette er
forårsaget af angreb af vind, kulde, varme og fugtige
patogener, der blokerer meridianerne.

• **Behandlinger**

1. Fodmeridianakupunktur:
ST-41 (Jiexi 解溪), BL-60 (Kunlun 昆仑), BL-61
(Pucanpucan 仆参), BL-62 (Shenmai 申脉), BL-63
(Jinmen 金门), SP-5 (Shangqiu 商丘), EX

(Xiakunlun 下昆仑) (under BL-60 Kunlun 昆仑),
EX-LE11 (Qiduan 气端)
2. Fodmassage: milt, mave, nyre, lunge,
lymfeknuder (overkrop, mave, bryst), binyrer

I-3 Forstoppelse 便秘 Bianmi

Dette er karakteriseret ved hård afføring, der er svær
at passere, og længere intervaller mellem afføring.

- **Behandlinger**

1. Fodmeridianakupunktur:
ST-41 ((Jiexi 解溪), ST-44 (Neiting 内庭), SP-4
(Gongsun 公孙), SP-5 (Shangqiu 商丘), KI-2 (Rangu
然谷)
2. Fodmassage: endetarm, anus, tyktarm
(opstigning, tværgående, nedadgående)

I-4 Cervikal spondylopati 颈椎病 Jingchuibing

Smerter i nakken, underarmen, skulderen, bevægelse af hovedet, følelsesløshed i underekstremiteterne, tung fornemmelse, svimmelhed, hovedpine.

(1) Nerverodstype
Nakkesmerter, stivhed i skulder- og occipital regionen og begrænsning af nakkebevægelse, udstrålende smerte til skulder og arm på den ene side.

(2) Sympatisk nervetype
Occipital region smerter, svimmelhed, migræne, udvidelse af en pupil.

- **Behandlinger**

1. Fodmeridianakupunktur:
(1) Nerverodstype
BL-60 (Kunlun 昆仑), BL-65 (Shugu 束骨), ST-45 (Lidui 厉兑), GB-40 (Qiuxu 丘墟)

(2) Sympatisk nervetype
BL-66 (Zutonggu 足通谷), BL-67 (Zhiyin 至阴), GB-41 (Zulinqi 足临泣), ST-41 (Jiexi 解溪), BL-64 (Jinggu 京骨)

2. Fodmassage: cervikal rygsøjle, nakke, albueled, trapezmuskel, frontal sinus, scapula, skulder

I-5 Bilsyge 晕车 Yunche

Dette er karakteriseret ved svimmelhed, hovedpine, kvalme, opkastning.

- **Behandlinger**

1. Fodmeridianakupunktur:
KI-1 (Yongquan 涌泉), ST-41 (Jiexi 解溪), KI-4 (Dazhong 大钟), SP-3 (Taibai 太白), SP-2 (Dadu 大都)
2. Fodmassage: Hoved, hjernestammebalanceorgan (labyrint)

I-6 Almindelig forkølelse 普通感冒 Putongganmao

De vigtigste manifestationer er høj feber uden svedtendens, hovedpine, mæthedsfornemmelse i brystet, træthed, kvalme, anoreksi, abdominal udspilning, løs afføring, klistret hvidligt opspyt, tyk gul tungebelægning, blød hurtig puls.

- **Behandlinger**

1. Foot meridian acupuncture:
BL-60 (Kunlun 昆仑), ST-41 (Jiexi) 解溪), BL-66
(Zutonggu 足通谷), KI-6 (Zhaohai 照海), KI-2
(Rangu 然谷), EX (Dazhi Jumao), EX (Zuxin), EX-
LE-9 (Bafeng 八风)
2. Fodakupunktur: Hoved og ansigt, nyre,
hjertesmerter
3. Fodmassage: Hoved, lillehjernen, hals, tonsil,
næse

I-7 Hoste 咳嗽 Kesou

- **Symptomer**

1. Eksopatogene Faktorer
(1) Vind-Kulde Type
Det er kendetegnet ved kløe i halsen. Det ledsages
af feber, kulderystelser, hovedpine, nasal
obstruktion, ømhed i leddene. Tungen har tynd
hvid belægning og overfladisk puls.

(2) Vind-Varme Type

Feber uden kulderystelser, tørst, hoste med tykt sputum, tør mund og klæbrig gullig sputum, tunge med gullig belægning, hurtig overfladisk puls.

2. Endopatogene Faktorer
(1) Yang-Mangel med Milt
Hoste med overdreven sputum, følelse af fylde i brystet og epigastrisk område, sløvhed, hvid fedtet tungebelægning, dyb og langsom puls.

(2) Yin-Mangel med tørhed i Lungerne
Tør hoste uden sputum, tør hals, feber i håndflader og såler, feber, rød tunge med tynd belægning, svag hurtig puls.

• **Behandlinger**

1. Fodmeridianakupunktur:
GB-44 (Zuqiaoyin 足窍阴), BL-66 (Zutonggu 足通谷), KI-1 (Yongquan 涌泉), KI-3 (Taixi 太溪), KI-4 (Dazhong 大钟), ST-45 (Lidui 厉兑), ST-44 (Neiting 内庭), ST-42 (Chongyang 冲阳), ST-43 (Xiangu 陷谷)
2. Fodakupunktur: Lunge, Milt, Mave, Lever

3. Fodmassage: Larynx, Trachea, Stemmebånd, Lunge og Bronchus, Lymfeknuder (bryst), Nyre, Milt

I-8 Diarré 泄泻 Xiexie

- **Symptomer**

1. Akut Diarré

(1) Kulde-Fugtig Type
Løs afføring med mavesmerter, borborygmus, kold med ønske om varme, fravær af tørst, bleg tunge med hvid belægning, dyb og langsom puls.

(2) Fugtig-Varm Type
Løs afføring med mavesmerter, hurtig afføring, feber i anus, sparsom urin, gul fedtet belægning på tungen, hurtig glat blød puls.

2. Kronisk Diarré

(1) Milt Yang-Mangel
Løs afføring med ufordøjet mad, mave og epigastrisk udspiling, anoreksi, sløvhed, hvid klæbrig belægning på tunge, blød langsom puls.

86

(2) Nyre Yang-Mangel

Mavesmerter, borborygmus og diarré før daggry, kolde ekstremiteter, hvid belægning på tungen, dyb kraftløs puls.

- **Behandlinger**

1. Fodmeridianakupunktur:
ST-41 (Jiexi 解溪), ST-44 (Neiting 内庭), ST-45 (Lidui 厉兑), KI-2 (Rangu 然谷), SP-1 (Yinbai 隐白), SP-2 (Dadu 大都), SP-4 (Gongsun 公孙), SP-5 (Shangqiu 商丘), EX (Yinyang), EX (Ranhou)

2. Fodmassage: Milt, mave, lever, nyre tyktarm (opstigende, tværgående, faldende tyktarm)

I-9 Diabetes mellitus 糖尿病 Tangniaobing

Dette er en metabolisk og endokrin tilstand med forstyrrelse af kulhydratmetabolismen på grund af funktionel reduktion af bugspytkirtlens øer med øget appetit og rigelig udledning af urin, tab af kropsvægt og komplikationer af hypertension, koronar hjertesygdom, hjerneblødning, cerebral trombose, cerebral emboli, koldbrand i lemmer.

- **Symptomer**

(1) Øvre Diabetes
Tørst, mundtørhed, rigelig vandladning, polydipsi, rød spids af tungen, tynd gul belægning på tungen, fuld hurtig puls.
(2) Mellem Diabetes
Polyfagi, let sult, rastløshed, voldsom svedtendens, afmagring, rigeligt indtag af vand, polyuria, tør gul tungeovertræk, fyldt hurtig puls.

(3) Lavere Diabetes
Rigelig og hyppig vandladning, uklar urin med sød smag, tørst og polydipsi, svimmelhed, sløret syn, røde kinder, ømhed og svaghed i knæet, rød tunge, tynd og hurtig pul

- **Behandlinger**

1. Fodmeridianakupunktur:
KI-3 (Taixi 太溪), KI-2 (Rangu 然谷), Liv-2 (Xingjian 行间), KI-6 (Zhaohai 照海), Liv-4 (Zhongfeng 中封), SP-1 (Yinbai 隐白), SP-5 (Shangqiu 商丘)

2. Fodmassage: Bugspytkirtel, Hypofyse, Mave, Nyre, Binyre, Lunge, Urinblære

I-10 Dysenteri 痢疾 Liji

Det er med symptomer på mavesmerter, tenesmus og diarré med blod og pus i afføringen.

- **Behandlinger**

1. Fodmeridianakupunktur:
SP-4 (Gongsun 公孙), BL-65 (Shugu 束骨), ST-44 (Neiting 内庭), SP-3 (Taibai 太白), SP-5 (Shangqiu 商丘), KI-1 (Yongquan 涌泉)
2. Fodakupunktur
Tyndtarm, tyktarm

I-11 Emission 排放 Paifang

Emission er en spontan udledning af sæd uden seksuel aktivitet.
Dette er karakteriseret ved svimmelhed, tinnitus, ustabil søvn, træthed, svaghed i kroppen.

- **Behandlinger**

1. Fodmeridianakupunktur:
SP-4 (Gongsun 公孙), BL-67 (Zhiyin 至阴), KI-2
(Rangu 然谷), KI-3 (Taixi 太溪), Liv-4 (Zhongfeng 中
封), EX (Quchi)
2. Fodmassage: Nyre, Lever, Milt, Mave, Hjerte

I-12 Epilepsi 癫痫
- **Symptomer**

1. Under
Oplever hovedpine, svimmelhed i brystkasse
efterfulgt af bevidstløshed, bleg hud,
sammenknebne kæber, øjnene stirrer opad,
mundfulde former, sover med stor støj. På kort tid
bliver patienter normal situation, hvid fedtet
tunge, trådet glat puls.

2. Efter
Hjertebanken, Svimmelhed, sløvhed, rigelig
sputum, lændesår, knæsvaghed, bleghvid fedtet
tunge, tynd glat puls.

- **Behandlinger**

1. Fodmeridianakupunktur:
ST-45 (Lidui 厉兑), Liv-2 (Xingjian 行间), BL-60
(Kunlun 昆仑), BL-61 (Pucan 仆参) BL-63 (Jinmen
金门), BL-65 (Shugu
束骨), ST-41 (Jiexi 解溪), EX (Zuxin), EX (Lineiting)

2. Fodakupunktur: Epilepsi, Hjerte, Milt
3. Fodmassage: Hoved, hjernestamme og
cerebellum, nyre, hjerte, milt

I-13 Ansigtsspasme 面肌痉挛
Mianjijingluan

Dette er almindeligt hos kvinder og henviser til
spasmer på den ene side af ansigtet, og dette er en
tilstand af ansigtsmusklerne, automatiske,
uregelmæssige og paroxysmal spasmer eller
trækninger.

• **Behandlinger**

1. Fodmeridianakupunktur:
BL-67 (Zhiyin 至阴), ST-45 (Lidui 厉兑), GB 43
(Xiaxi 侠溪), GB-44 (Zuqiaoyin 足窍阴)

2. Fodakupunktur: Ansigt, Hoved og ansigt, Hjerte, Lever
3. Fodmassage: trigeminusnerve, hoved, lever, hjerte, milt, nyre, mave

I-14 Ansigtslammelse 面瘫 Miantan
Afvigelse af øje og mund 口眼歪斜 Kouyanwaixie

Dette er en tilstand forårsaget af betændelse i ansigtsnerverne. Afvigende mund og øjne er det almindelige navn. Lammelsen viser sig mest på den ene side, mest blandt unge og midaldrende.

- **Symptomer**

Dette er forårsaget af svaghed i meridianerne, som angribes af den eksogene patogene vind-kulde eller vind-varme og førte til slaphed i muskler ved Qi-stagnation og blodstasis i ansigtets meridianer.

- **Behandlinger**

1. Fodmeridianacupuncture:
BL-67 (Zhiyin 至阴), ST-45 (Lidui 厉兑), GB-43 (Xiaxi 侠溪), GB-44 (Zuqiaoyin 足窍阴)

2. Fodakupunktur: Ansigt, Hoved og ansigt, Hjerte, Lever

3. Fodmassage: Trigeminusnerve, Hoved, Øre, Frontal sinus, Lever, Milt, Nyre, Øje

I-15 Solstik 中暑 Zhongshu

Det skyldes stærkt sollys eller ophold i høj temperatur. Det sker mest blandt ældre og svage mennesker.

- **Symptomer**

1. Mild Type
De vigtigste manifestationer er hovedpine, feber, rødmen i ansigtet, kvalme, træthed, irritabilitet, tørst, hurtig puls.

2. Alvorlig Type
De vigtigste manifestationer er hovedpine, høj feber, tørst, kort vejrtrækning, bevidsthedstab, svedtendens, pludselig kollaps, dyb, kraftløs puls.

- **Behandlinger**

1. Fodmeridianakupunktur:

ST-41 (Jiexi 解溪), ST-44 (Neiting 内庭), KI-1 (Yongquan 涌泉), BL-66 (Zutonggu 足通谷), EX (Zuxin), EX (Dazhi Jumao), EX (Xiaozhijian), EX (Qiduan)

I-16 Forhøjet Blodtryk 高血压 Gaoxueya

Dette skyldes, at patienter med overdreven leverbrand kan lide af hovedpine, svimmelhed, rødme i ansigtet, røde øjne.

● **Behandlinger**

1. Fodmeridian akupunktur:
ST-41 (Jiexi 解溪), Liv-31 (Taichong 太冲), Liv-2 (Xingjian 行间), BL-60 (Kunlun 昆仑), BL-62 (Shenmai 申脉), GB-43 (Xiaxi 侠溪), KI-6 (Zhaohai 照海), GB-44 (Zuqiaoyin 足窍阴), ST-41 (Jiexi 解溪), KI-4 (Dazhong 大钟), EX (Dazhi Jumao), EX (Xiaozhijian tip of the little toe), EX (Zuxin)

2. Fodakupunktur: Hjerte, Nyre, Vertigo
3. Fodmassage: Hoved, hjernestamme og lillehjernen, nyre, lever, galdeblære, hjerte, urinblære, balanceorgan (labyrint)

I-17 Hemiplegia 偏瘫 Piantan

Det er en tilstand, som omfatter svækkelse af bevægelse eller lammelse af lemmerne på den ene side. Det har for det meste vist sig blandt ældre mennesker med en historie med hypertension og arteriosklerose.

- **Behandlinger**

1. Fodmeridianakupunktur:
ST-41(Jiexi 解溪), ST-45 (Lidui 厉兑), GB-40 (Qiuxu 丘墟), BL-60 (Kunlun 昆仑), BL-61 (Pucan 仆参), BL-62 (Shenmai 申脉), KI-1 (Yongquan 涌泉), EX (Xiakunlun), EX (Dazhi Jumao)
2. Fodmassage: Hoved, frontal sinus, hjernestamme og lillehjernen, skulder, hofteled, hypofyse, binyre, nyre, hjerte, milt, knæ, albue.

I-18 Hjertebanken 心悸 Xinji

- **Symptomer**
1. Qi og Blodinsufficiens
Manifestationerne er slaphed, hjertebanken, bleghed, forstyrret søvn, bleg tunge, svag trådet puls.

2. Slim-Ild Forstyrrelse

Manifestationerne er rastløshed, drømmeforstyrret søvn, irritabilitet, gul urin, klæbrigt spyt, gul fedtet belægning på tungen, hurtig glat puls.

3. Blodstatus

Manifestationerne er gusten afmagret teint, hjertebanken, astmatisk vejrtrækning, kolde lemmer, stram, skiftende puls.

- **Behandlinger**

1. Fodmeridianakupunktur:

GB-41 (Zulinqi 足临泣), BL-62 (Shenmai 申脉), BL-64 (Jinggu 京骨), SP-3 (Taibai 太白), KI-2 (Rangu 然谷), ST-43 (Xiangu 陷谷), ST-44 (Neiting 内庭)

auto_awesome

Mente du: 2. Foot acupuncture: Heart, Heart pain, EX (Neethiyin) 3. Foot massage: Heart, Kidney, Spleen, Head, Thyroid gland, Adrenal gland

2. Fodakupunktur: Hjerte, hjertesmerter, EX (Neizhiyin)

3. Fodmassage: Hjerte, nyre, milt, hoved, skjoldbruskkirtel, binyre

I-19 Hysteri 脏躁 Zangzao

Dette er en neurologisk tilstand, der involverer psykologiske syndromer forårsaget af mental depression og mental lidelse på grund af stagnationen af Qi.

- **Symptomer**

1. Lever Qi Stagnation
Denne type er kendetegnet ved rastløshed, mental depression, dårlig selvkontrol, irritabilitet, rød tunge belægning, trådet puls.

2. Følelsesmæssig Depression
Denne type er kendetegnet ved nedtrykthed, følelsesmæssig uro, konstant gråd af sorg, bleg tunge med hvid belægning, trådet puls.

- **Behandlinger**

1. Foot meridian acupuncture:
Liv-2 (Xingjian 行间), Liv-3 (Taichong 太冲), EX (Neizhiyin), EX (Nuxi)

2. Fodakupunktur: Epilepsi, Anmian, Lever
3. Fodmassage: Hypofyse, milt, mave, lever, nyre, hjerte, lunge

I-20 Hikke 呃逆 Eni

- **Symptomer**

1. Tilbageholdelse af Mad og Stagnation af Qi
Epigastrisk og mave udspiling, klæbrig, gul belægning på tungen, rullende kraftig puls.

2. Angreb af Patogen Kulde
Lindres af varme drikke, hvid fugtig tungebelægning, langsom puls.

- **Behandlinger**

1. Fodmassage: Cøliaki, biskjoldbruskkirtel, mellemgulv, mave, nyre, tolvfingertarmen

I-21 Impotens 阳痿 Yangwei

- **Symptomer**

Det er præget af penis manglende evne og erektion. Manifestationen viser, svimmelhed, sløret syn, sløvhed, dårligt humør, hyppig vandladning, svaghed i knæ- og lændeområdet, søvnløshed, hjertebanken, hjerte og milt kan være involveret.

- **Behandling**

1. Fodmassage:
Reproduktionskirtel, penis, lyskerille, hypofyse, prostata, binyre, nyrereflekterende område.

I-22 Søvnløshed 不寐 Bumei

- **Symptomer**

1. Hjerte og Miltmangel
Vanskeligheder ved at falde i søvn og forstyrret søvn, hjertebanken, dårlig hukommelse, dårlig appetit, løs afføring, gusten teint, tynd hvid tunge belægning, trådet svag puls.

2. Disharmoni mellem Hjerte og Nyre
Søvnløshed ledsaget af svimmelhed, tinnitus, leukorrhagia, feberagtig følelse i håndfladerne og sålerne, rød tunge med mindre belægning, hurtig svag puls.

3. Lever Ild Forstyrrelse

Manifestationer er svimmelhed, hidsighed temperament, rastløshed, hypokondriac smerte, tynd gul tunge, blød hurtig puls.

4. Mavesvigt
Søvnløshed ledsaget af fylde i den epigastriske region, mave udspiling, hævelse, syreopstødning, gul fedtet belægning på tungen, trådet puls.

- **Behandlinger**

1. Fodmeridianakupunktur:
BL-62 (Shenmai 申脈), KI-6 (Zhaohai 照海), Liv-2 (Xingjian 行间), Liv-3 (Taichong 太冲), EX (Insomnia), EX (Zuxin), tip of little toe (Xiaozhijian)
2. Fodakupunktur:
Anmian, Hjerte, Mave, Milt
3. Fodmassage:
Frontal sinus, biskjoldbruskkirtlen, hoved, hjernestamme og lillehjernen, skjoldbruskkirtel, milt, nyre

I-23 Inkontinens af urin 尿失禁 Niaoshijin

Dette er ufrivillig udledning af urin.

- **Behandlinger**

1. Fodmeridianakupunktur:
KI-1 (Yongquan 涌泉), GB-41 (Zulinqi 足临泣), KI-3 (Taixi 太溪), Liv-3 (Taichong 太冲), Liv-4 (Zhongfeng 中风)
2. Fodakupunktur: Blære, Nyre
3. Fodmassage: Nyre, Urinblære, Urinrør, Prostata, Urinrør og Hypofyse

I-24 Lændesmerter 腰痛 Yaotong

Symptomerne er smerter i taljeområdet. Dette er sygdomme i rygsøjlen, skade af blødt væv ved siden af rygsøjlen, kompression af rygsøjlens nerverødder eller gynækologiske sygdomme.

- **Behandlinger**

1. Fodmeridianakupunktur:
ST-41 (Jiexi 解溪), KI-1 (Yongquan 涌泉), KI-3 (Taixi 太溪), KI-4 (Dazhong 大钟), Liv-3 (Taichong 太冲), BL-65 (Shugu 束骨), EX (Xiakunlun 下昆仑), EX (Quanshengzu)
2. Fodakupunktur: Nyre, Milt, Blære, Lever
3. Fodmassage: Nyre, Ureter, Urinblære, Milt, Lever, Lunge, Lymfeknuder, Binyrerne

I-25 Nephritis 肾炎 Shenyan

Dette er forårsaget af invasionen af eksterne patogener og dysfunktion af lunger, milt og nyrer. Patienten kan lide af ødem, hypertension, hæmaturi og proteinuri.

- **Behandlinger**

1. Fodmeridianakupunktur:
ST-41 (Jiexi 解溪), ST-43 (Xiangu 陷谷), SP-3 (Taibai 太白), KI-3 (Taixi 太溪), KI-5 (Shuiquan 水泉), Liv 2 (Xingjian 行间), Liv-3 (Taichong 太冲)
2. Fodakupunktur: Nyre, Milt, Blære, Lever
3. Fodmassage: Nyre, Ureter, Urinblære, Milt, Lever, Lunge, Lymfeknuder, Binyrerne

I-26 Fedme 肥胖 Feipang

Det refererer til overdreven ophobning af fedt i kropsvævet. Klinisk er det opdelt i Simple og sekundære typer.
Simpel fedme: Det skyldes overspisning af fedtholdig, sød mad, der overstiger det normale forbrug af kropsvarme.

Sekundær fedme: Det er forårsaget af hypotalamus hypofyselæsioner og overudskillelse af hydrokortison.

- **Symptomer**

Patienter har synlige fedtophobninger i nakke, underliv og balde. Mildt overvægtige patienter har ikke tegn på symptom, men alvorlige patienter har metaboliske forstyrrelser af modvilje mod varme, kraftig svedtendens, træthed, svimmelhed, hovedpine, hjertebanken.

- **Behandlinger**

1. Fodmeridianakupunktur:
ST-41 (Jiexi 解溪), ST-44 (Neiting 内庭), ST-43 (Xiangu 陷谷), SP-4 (Gongsun 公孙), SP-5 (Shangqiu 商丘), SP-3 (Taibai 太白), SP-1 (Yinbai 隐白), KI-3 (Taixi 太溪), Liv-1 (Dadun 大敦), Liv-3 (Taichong 太冲)
2. Fodmassage: Milt, Mave, Nyre, Nedre del af maven, Skjoldbruskkirtel, Hypofyse

I-27 Psykose 精神病 Jingshenbing

Der er opdelt i to typer.

1) Det er karakteriseret ved et apatisk udtryk, tavshed, mental sløvhed, at tale nonsens og nedsat bevægelse.

2) Det er kendetegnet ved mental spænding, hyper-irritabilitet, rastløshed, støjfremstilling, tæsk og skældud på andre, ødelæggelse og ekstremt raseri.

- **Behandlinger**
1. Fodmeridianacupuncture:
BL-61 (Pucan 仆参), BL-66 (Zutonggu 足通谷), SP-5 (Shangqiu 商丘), KI-6 (Zhaohai 照海), BL-62 (Shenmai 申脉), EX (Nuxi)
2. Fodakupunktur: Anmian, Nyre, Lever, Hjerte
3. Fodmassage: Hoved, Hypofyse, Skjoldbruskkirtel, Milt, Hjerte, Lever, Nyre

I-28 Ptosis i mave 胃下垂 Weixiachui

Dette er en tilstand, hvor maven er i en unormal lav position. Det er karakteriseret ved lever Qi stagnation, fra vrede, mental depression, forværring af symptomer efter følelsesmæssig forstyrrelse.

- **Behandlinger**
1. Fodmeridianakupunktur:
ST-42 (Chongyang 冲阳), SP-5 (Shangqiu 商丘), ST-44 (Neiting 内庭), SP-1 (Yinbai 隐白), Liv-3 (Taichong 太冲)
2. Fodakupunktur:
Mave, milt, mave og tarm
3. Fodmassage: Mave, nyre, tolvfingertarm, tyndtarm, tyktarm (opstigning, tværgående, nedadgående)

I-29 Dårlig hukommelse 记忆力差 Jiyilicha

- **Symptomer**
1. Hjerte og Miltmangel
Det inkluderer glemsomhed, svaghed i lemmer, hjertebanken, dårlig søvn, bleg hud, bleg tunge, tynd hvid fedtet belægning på tungen, svag puls.

2. Disharmoni mellem Hjerte og Nyre
Det inkluderer glemsomhed, lændesår, tinnitus, fornemmelse i håndfladerne og sålerne, rastløshed, dårlig søvn, rød tunge, tynd hurtig puls.

3. Dårlig Humør

Det indebærer aldring. Manifestationerne er glemsomhed, dårlig appetit, lændesmerter, hyppig vandladning, hjertebanken, dårlig søvn, tynd hvid belægning på tungen, svag puls.

4. Slim-Væskestatus
Manifestationerne er glemsomhed, lav tale, hvid fedtet belægning af tungen, tynd hurtig puls.

• **Behandlinger**

1. Foot meridian acupuncture:
BL-60 (Kunlun 昆仑), BL-61 (Pucan 仆参), KI-3 (Taixi 太溪), SP-3 (Taibai 太白), SP-5 (Shangqiu 商丘), KI-2 (Rangu 然谷)
2. Fodmassage:
Hoved, hjernestamme og lillehjernen, skjoldbruskkirtel, binyre, hypofyse, milt, nyre, hjerte

I-30 Skuldersmerter 肩痛 Jiantong

Skuldersmerter betegnes i TCM som frossen skulder eller halvtreds år gammel skulder. Den eksogene patogene vind, kulde og fugt overvinder patienter, der er udmattede, overbelastede, sårede og mens de sover i skulderen.

- **Symptomer**

Smerter på skuldre lindrer om dagen og forværres om natten. Det kan involvere bagside. Det kan forværres med kulde og lindre med varme.

- **Behandlinger**

1. Fodmeridianakupunktur:
BL.60 (Kunlun 昆仑), BL-64 (Jinggu 京骨), ST-45 (Lidui 厉兑), GB-40 (Qiuxu 丘墟)
2. Fodakupunktur:
 Ischium

I-31 Reumatoid arthritis 类风湿关节炎 Reifengshiguanjieyan

Dette er en slags kronisk og immun.

- **Symptomer**

Manifestationerne er hævelse, stivhed, led deformitet, smerte. Det involverer håndled, albue, knæ, skuldre, ankel.

1. Kulde-Fugtig
2. Fugtig-Varme
• **Behandlinger**

1. Fodmeridianakupunktur:
ST-42 (Chongyang 冲阳), ST-43 (Xiangu 陷谷), GB-40 (Qiuxu 丘墟), GB-41 (Zulinqi 足临泣), GB-42 (Diwuhui 地五会), BL-61 (Pucan 仆参), BL-63 (Jinmen 金门), SP-5 (Shangqiu 商丘)

2. Fodmassage:
thoraxrygsøjlen, lændehvirvelsøjlen, nyre, milt, lunge, hofteled, knæ, albue

I-32 Tilbageholdelse af Urin 癃闭 Longbi

• **Symptomer**

1. Akkumulering af Fugtig Varme i Urinblæren

Manifestationerne er udspiling i underlivet, varm sparsom urin, tørst men intet ønske om at drikke, rød tunge med gul belægning, hurtig puls.

2. Nyre Qi Mangelfuld

Manifestationerne er sivning af urin, lændesår, sløvhed, bleg hud, knæets svaghed, bleg tunge, dyb puls.

3. Urinvejsobstruktion

Manifestationerne er sivning af urin, smerter og udspiling i underlivet, rød plet på tungen, hurtig puls.

- **Behandlinger**

1. Fodmeridianakupunktur:

KI-4 (Dazhong 大钟), KI-5 (Shuiquan 水泉), Liv-3 (Taichong 太冲), KI-1 (Yongquan 涌泉), BL-67 (Zhiyin 至阴)

2. Fodakupunktur: Livmoder, blære, nyre, milt, lunge

3. Fodmassage:

Lunge, Milt, Nyre, Lever, Urinblære, Urinrør, Urinrør, Prostata

I-33 Mavesmerter 腹痛 Futong

- **Symptomer**

1. Intern Ophobning af Kulde:
Pludselig voldsom smerte, som reagerer på varme og forværres af kulde. Andre manifestationer inkluderer løs afføring, rigelig urin, hvid belagt tunge, dyb spændt eller dyb langsom puls.

2. Tilbageholdelse af Mad:
Udspiling og smerter i mave og epigastrium som kan forværres af tryk, dårligt opstød og surhed. Mavesmerter kan ledsages af diarré og lindres efter afføring. Tungen er klæbrig belagt, pulsen ruller.

- **Behandling**
1. Fodmeridianakupunktur:
SP-4 (Gongsun 公孙), SP-2 (Dadu 大都), SP-3 (Taibai 太白), Liv-2 (Xingjian 行间), BL-67 (Zhiyin 至阴)
2. Fodakupunktur: Mave, mave og tarm, milt, tyndtarm
3. Fodmassage:
Mave, tolvfingertarm, milt, lymfeknuder, cøliaki plexus

I-34 Stranguria 排尿困难 Painiaokunnan

Det er karakteriseret ved hyppig vandladning med smerter i urinrøret og fornemmelse af uafsluttet vandladning. Patienter med stranguri af varmetypen kan lide af dysuri med hyppig udledning af små mængder mørk, grumset urin og brændende smerter i urinrøret, udspilet fornemmelse i underlivet.

- **Behandlinger**
1. Fodmeridianakupunktur:
KI-3 (Taixi 太溪)
2. Fodakupunktur: Blære, Nyre, Sengevædning
3. Fodmassage: Nyre, Urinblære, Urinrør, Biskjoldbruskkirtel, Lymfeknuder (mave), Mave, Lunge, Prostata

I-35 Ischias 坐骨神经 Zuogushenjingtong

Dette er smerten, der udstråler til iskiasnervens forgrening i hofteområdet, bageste laterale aspekt af benet.

- **Symptomer**

1. Primær Iskias
Det er kendetegnet ved en pludselig begyndelse af kontinuerlig skarp smerte, der forværres med kulde, lindres med varme.

2. Sekundær Iskias
Dette er en langsomt begyndende smerte, som kan involvere primære læsioner, der udstråler smerter på grund af lumbal degeneration. Smerten er værre ved hoste, nyse.

- **Behandlinger**

1. Fodmeridianakupunktur:
BL-60 (Kunlun 昆仑), BL-61 (Pucan 仆参), BL-62 (Shenmai 申脉), BL-63 (Jinmen 金门), BL-65 (Shugu 束谷)
2. Fodakupunktur: Balder, talje og ben, Ischium 1, Ischium 2
3. Fodmassage: Iskiasnerven, lændehvirvelsøjlen, korsbenet, knæ, nyre, milt

I-36 Stiv hals 落枕 Laozhen

- **Symptomer**

Det er forårsaget af eksogen patogen vind og kulde og også mens du sover. I nogle tilfælde kan smerten sprede sig til skulderen på den berørte side, og den forværres af halsens bevægelse.

- **Behandling**

1. Fodmeridianakupunktur:
BL-64 (Jinggu 京骨), BL-65 (Shugu 束谷), BL-60 (Kunlun 昆仑), GB-40 (Qiuxu 丘墟), ST-45 (Lidui 厉兑)
2. Fodakupunktur: Stiv nakke
3. Fodmassage: Nakke, cervikal rygsøjle, Trapezius muskel, nyre

I-37 Opkast 呕吐 Outu

- **Symptomer**

1. Tilbageholdelse af Mad
Dette er kendetegnet ved epigastrisk udspilning, opkastning med sur smag, hævelse, mavesmerter, dårlig gas, forstoppelse, fedtet belægning på tungen, glat puls.

2. Invasion af Lever Qi i Maven

Dette er kendetegnet ved opkastning, surt opkast, hyppige opstød, udspilning i hypokondriac regionen, tynd fedtet belægning på tungen, trådet puls.

3. Svaghed i Mave og Milt
Gusten ansigtsfarve, manglende appetit, løs afføring, bleg, klæbrig tunge, svag blød puls.

- **Behandling**
1. Fodmeridianakupunktur:
GB-40 (Qiuxu 丘墟), BL-61 (Pucan 仆参), BL-66 (Zutonggu 足通谷), SP-1 (Yinbai 隐白), SP-2 (Dadu2. Fodakupunktur: Nyre, Vertigo, Lever, Lunge, Milt
3. Fodmassage: Milt, Mave, Cøliaki, Lever, Duodenum

I-38 Svimmelhed 眩晕 Xuanyun

- **Symptomer**
1. Hyperaktivitet af Lever Yang
Manifestationerne er tinnitus, kvalme, rygsmerter forstyrret søvn, rødmen i ansigt,

overbelastede øjne, rød tunge med tynd gul belægning, trådet hurtig puls.

2. Qi og Blod Mangel
Manifestationerne er hjertebanken, søvnløshed, bleg teint, dårlig appetit, bleg tunge, svag puls.

3. Slim-Fugtig forhindring i det Indre
Manifestationerne er slaphed, fylde i brystkasse og epigastrium, tung i hovedet, opkastning, hvid og klæbrig tunge, rullende puls.

• **Behandlinger**
1. Foot meridian acupuncture:
BL-60 (Kunlun 昆仑), BL-62 (Shenmai 申脉), Liv-2 (Xingjian 行间), Liv-3 (Taichong 太冲), ST-41 (Jiexi 解溪), EX (Dazhi Jumao)

2. Fodakupunktur:
Nyre, Vertigo, Lever, Lunge, Milt
3. Fodmassage:
Hoved, hjernestamme og lillehjernen, hypofyse, balanceorgan (labyrint), frontal sinus, nyre

II. Gynækologi

II-1 Amenoré 闭经 Bijing

- **Symptomer**

1. Blodstasis

Denne type amenoré er kendetegnet ved fravær af menstruation, udspiling og smerter i underlivet som forværres ved presning, men lindres af varme, mørklilla tunge, dyb trådet puls.

2. Blodmangel

Denne type amenoré er kendetegnet ved forsinket menstruationsperiode og gradvist faldende i mængden af strømning. Det ledsages af ømhed i lændeområdet og knæ, svimmelhed, løs afføring, hjertebanken, bleg, hvid belægning på tungen, stram, svag puls.

- **Behandlinger**

1. Fodmeridianakupunktur:

GB-43 (Xiaxi 侠溪), KI-5 (Shuiquan 水泉), Liv-1 (Dadun 大敦), Liv-2 (Xingjian 行间)

2.Fodmassage: Hypofyse, nyre, reproduktionskirtel, skjoldbruskkirtel, plexus cøliaki, binyre

II-2 Fejlagtig placering af fosteret 胎位不正 Taiweibuzheng

- **Symptomer**

Fejlagtig placering af fosteret betyder, at fosteret er i en unormal position i livmoderen efter tredive ugers graviditet. Det ses ofte hos multipara eller gravide kvinder, der har sløvhed i bugvæggen.

- **Behandlinger**

1. Fodmeridianakupunktur:

BL-67 (Zhiyin 至阴)

2. Fodmassage: nyre, forplantningskirtel, livmoder, binyre, hypofyse

II-3 Dysmenoré 痛经 Tongjing

- **Symptomer**

1. Status for Qi og Blod

Denne type er præmenstruelle kramper, der er fast i underlivet.

Udvidende smerter i underlivet med udspiling i brystet og det hypokondriale område, der optræder før eller efter menstruationsstrømmen, ledsaget af dryp af sparsom mørklilla farve med blodklumper, mørklilla tunge, blød puls.

2. Yin Mangel i Lever og Nyre
Denne type smerter i underlivet i det sene stadium af menstruation eller postmenstruation lindres ved at trykke under eller efter menstruationsstrømmen. Det er mild smerte, men vedvarende smerte. Den sparsomme strømning den lyserøde farve, kan ledsages af svimmelhed, hjertebanken, ømhed i lændeområdet og knæene, tynd hvid belægning på tungen, dyb puls.

- **Behandlinger**
1. Fodmeridianakupunktur:
ST-44 (Neiting 内庭), GB-44 (Zuqiaoyin 足窍阴), KI-5 (Shuiquan 水泉), EX (Quchi 曲池)
2. Fodakupunktur:
Livmoder, dysmenoré 2
3. Fodmassage:
Nyre, hypofyse, forplantningskirtel, lyskerille, nedre del af maven

II-4 Hypogalakti 缺乳 Qiuru

Dette er en tilstand, hvor udskillelse af mælk hos ammende mødre, er utilstrækkelig. Det forekommer hos mødre med mangel på Qi og blod, gul teint, svimmelhed, dårlig appetit.

- **Behandlinger**
  1. Fodmeridianakupunktur:
  Liv-3 (Taichong 太冲), GB-42 (Diwuhui 地五会)
  2. Fodmassage: Lymfeknuder (overkrop), hypofyse, biskjoldbruskkirtel, nyre, binyre, bryst, reproduktionskirtel, lymfeknuder

II-5 Hyperplasi af Brystet 乳腺增生 Ruxianzengsheng

Dette er en sygdom hos ældre kvinder, som har brystmasser forårsaget af stagnation af Liv-Qi eller ophobning af slim og fugt.

- **Behandlinger**

  1. Fodmeridianakupunktur:
  GB-41 (Zulinqi), GB-42 (Diwuhui, Liv-3 (Taichong)
  2. Fodakupunktur: Lunge
  3. Fodmassage:

Bryst, lymfeknuder (bryst), lymfeknuder (overkrop), lymfeknuder (mave), nyre, urinleder, urinblære, reproduktionskirtel

II-6 Uregelmæssig menstruation 月经不调 Yuejingbutiao

* **Symptomer**

1. Forud for menstruationsstrømmen
Flowet er fremskredet mindst syv dage, og det kan have frisk rød eller lilla rød farve. Symptomerne optræder irritabilitet, mundtørhed, nattesved, feberagtige håndflader og såler, rød tunge med mindre belægning, hurtig puls.

2. Forsinket menstruationsstrøm
Denne tilstand kan være den type mangel eller overskydende faktorer. Mangel forårsaget af mangel på næringsstofblod eller Yang Qi. Overskud forårsaget af stagnation af Qi og blod fra Chong og Ren meridianer, hvilket fører til forsinket menstruationsstrøm.

3. Forstyrrelse af menstruationsstrømmen

Denne tilstand er for det meste forårsaget af nedsat cirkulation af Qi og blod på grund af stagnation af lever-Qi, mangel på nyre-Qi, og faktorerne er som følelsesmæssig depression, vrede, og som et resultat, bliver det uordentligt menstruationer flyder.

- **Behandlinger**

1. Fodmeridianakupunktur:
Liv-3 (Taichong 太冲), KI-3 (Taixi 太溪), KI-2 (Rangu 然谷), SP-1 (Yinbai 隐白), EX (duyin), EX 2. Fodakupunktur: Livmoder, dysmenoré 1, dysmenoré 2
3. Fodmassage: Hypofyse, nyre, forplantningskirtel, livmoder, nedre del af maven, binyre, skjoldbruskkirtel, plexus cøliakiYingchi, EX (Tongli)

II-7 Infertilitet 不孕症 Buyunzheng

- **Symptomer**

1. Nyre Mangel
Det vedrører uregelmæssige menstruationer og sparsom strøm af lys rød farve. Manifestationerne

er tinnitus, svimmelhed, ømhed i lændeområdet og knæet, bleghvid belægning på tungen og dyb, trådet klar puls.

2. Blod Mangel
Det vedrører sparsom strøm af lys rød farve og forsinket menstruation. Manifestationerne er afmagring, svimmelhed, sløvhed, bleg tunge med lille belægning, dyb puls.

3. Kulde i Livmoderen
Det vedrører normal menstruation, men cyklussen forlænges undertiden med mørke blodpropper. Manifestationerne er kolde lemmer, smerter i underlivet, rigelig urin, bleg tunge med hvid belægning og dyb langsom puls.

4. Slim-Fugt Tilbageholdelse
Det vedrører en overvægtig konstitution, langvarig cyklus, kraftig klæbrig leukorré, svimmelhed, hjertebanken, hvid klæbrig belægning på tungen og blød glat puls.

- **Behandling**
1. Fodmeridianakupunktur:
KI-1 (Yongquan 涌泉), KI-2 (Rangu 然谷)
2. Fodmassage:

Hypofyse, nyre, reproduktionskirtel, livmoder, vagina, skjoldbruskkirtel, biskjoldbruskkirtel, binyre, urinleder, urinblære

II-8 Leukorrhea 带下 Daixia

• **Symptomer**

Leukorrhea kan differentieres som hvid eller gul udflåd.

1. Milt Mangel
Hvid eller svagt gullig af klæbrig kvalitet uden dårlig lugt. Manifestationerne er løs afføring, gusten teint, slaphed, bleg tunge med klæbrig belægning og langsom svag puls.

2. Nyre Mangel
Der kan være meget udledning af hvid og tynd kvalitet ledsaget af ømhed i lændeområdet, løs afføring, hyppig vandladning, bleg tunge med hvid belægning og dyb langsom puls.

3. Fugt-Varme Tilbageholdelse

Det er gult udflåd med dårlig lugt og ledsaget af kløe i vagina, sparsom vandladning, tørst, klæbrig gul tunge og hurtig glat puls.

- **Behandlinger**

1. Fodmeridianakupunktur:
SP-1 (Yinbai 隐白), Liv-2 (Xingjian 行间), EX (Yingchi), EX (Yinyang)
2. Fodakupunktur: Livmoder, Dysmenoré1, Dysmenoré 2
3. Fodmassage: Livmoder, Skede, Nyre

II-9 Mastitis 乳腺炎 Ruxianyan

Dette er infektion i brystet under ammeperioden og ofte i den øvre og laterale fjerdedel af det ene bryst.

- **Behandlinger**

1. Fodmeridianakupunktur:
GB-41 (Zulinqi 足临泣), GB-42 (Diwuhui 地五会), KI-6 (Zhaohai 照海), GB-43 (Xiaxi 侠溪), BL-65 (Shugu 束骨), Liv-2 (Xingjian 行间), Liv-3 (Taichong 太冲)

2. Fodakupunktur: Lunge

II-10 Overgangsalder 绝经 Juejing

Det ses normalt hos en kvinde, der er omkring 55 år gammel, og i perioden før eller efter ophør.

- **Symptomer**

Manifestationerne er pludseligt ophør eller menstruationsforstyrrelser og rødmen i ansigtet, slaphed, svedtendens, sløvhed, depression, irritabilitet, søvnløshed, hjertebanken.

- **Behandlinger**

1. Fodmeridianakupunktur:
Liv-3 (Taichong 太冲) KI-3 (Taixi 太溪), KI-6 (Zhaohai 照海)
2. Fodmassage: Hoved, nakke, binyre, hypofyse, livmoder, reproduktionskirtel, skjoldbruskkirtel, bugspytkirtel, plexus cøliaki

II-11 Postpartum besvimelse 产后昏厥 Chanhou hunjue

Dette sker efter fødslen med svimmelhed, svimmelhed, kvalme, rastløshed ved opkastning.

- **Behandlinger**
1. Fodmeridianakupunktur:
KI-1 (Yongquan 涌泉), KI-2 (Rangu 然谷), KI-6 (Zhaohai 照海), Liv-2 (Xingjian 行间), EX (Dazhi Jumao)
2. Fodakupunktur: Vertigo, Nyre
3. Fodmassage: Nyre, Hjerte, Milt, Ureter, Binyre

II-12 Prolaps af livmoder 子宫脱垂 Zigong tuochui

Dette opstår normalt efter fødslen. Det er karakteriseret ved spastisk fornemmelse i den nedre del af maven, svaghed i lemmer, overfladisk ånde, intet ønske om at tale glat teint, nyresvigt.

- **Behandlinger**

1. Fodmeridianakupunktur: KI-5 (Shuiquan 水泉)

2. Fodmassage: Livmoder, Skede

II-13 Pudendal kløe 阴部瘙痒 Yinbu saoyang

Dette er en vanskelig kløe i perinealregionen og skeden, udstrålet til den mediale side af låret. Det er karakteriseret ved rastløshed, rigelig udledning af leukorrhea, irritation.

- **Behandlinger**
1. Fodmeridianakupunktur:
KI-6 (Zhaohai 照海), KI-2 (Rangu 然谷)
2. Fodmassage: Nyre, Ureter, Urinblære, Binyre, Livmoder, Reproduktionskirtel, Skede

II-14 Graviditetsopkastning 怀孕呕吐 Huaiyunoutu

Det er karakteriseret ved at inkludere kvalme, opkastning, svimmelhed, anoreksi, udspilning af den øvre del af maven, kvalme, opkastning, mental træthed, søvnighed.

- **Behandlinger**

1. Fodmeridianakupunktur:
ST-44 (Neiting 内庭), GB-44 (Qiuxu 丘墟), Liv-3
(Taichong 太冲), SP-4 (Gongsun 公孙), Ex (Duyin),
EX (Neihuai Qianxia), EX (Nuxi)
2. Fodakupunktur: Mave
3. Fodmassage: Hypofyse, nyre, urinleder,
urinblære, skjoldbruskkirtel, binyre, livmoder

III. Pædiatriske sygdomme

III-1 Infantil krampe 小儿惊风
Xiaoerjingfeng

Spædbørn er ikke fysisk udviklede, og de er mentalt
svage.

- **Symptomer**
1. Akut Krampe
Manifestationerne er høj feber, sammenpressede
kæber, opadvendt stirrende øjne,
sammentrækning, raslen, hurtig og trådet puls.

2. Kronisk Krampe
Manifestationerne er bleghed, slaphed, afmagring, intermitterende kramper, løs afføring, klar urin, svag puls.

- **Behandlinger**
1. Fodmeridianakupunktur:
KI-1 (Yongquan 涌泉), Liv-3 (Taichong 太冲), GB-44 (Zuqiaoyin 足 窍 阴), EX (Neizhiyin), EX (Lineiting)

2. Fodmassage: Hoved, Binyre, Hypofyse, Biskjoldbruskkirtel, Tonsil, Milt, Lymfeknuder

III-2 Enuresis 遗尿症 Yiniaozheng

Det refererer til ufrivillig udledning af et barns urin. Det sker tilfældigt under søvn.

- **Symptomer**

Det kan ske i flere nætter under søvn. Manifestationerne er sløvhed, dårlig appetit.

- **Behandlinger**
1. Fodmeridianakupunktur:

Liv-3 (Taichong 太冲), Liv-2 (Xingjian 行间), KI-5 (Shuiquan 水泉), KI-3 (Taixi 太溪)
2. Fodakupunktur: Sengevædning
3. Fodmassage: Nyre, Urinrør, Urinblære, Urinrør, Hypofyse

III-3 Infantil Diarré 小儿腹泻 Xiaoerfuxie

Det er en almindelig pædiatrisk sygdom, der hovedsagelig manifesteres ved hyppig afføring, vandig afføring. Det kan forekomme på enhver årstid, men forekommer oftest om sommeren og efteråret.

- **Symptomer**

1. Kulde-Fugtig

Afføringen er vandig, mavesmerter ledsaget af modvilje mod kulde, bleg tunge med tynd belægning og tynd dyb puls.

2. Fugtig-Varme
Manifestationerne er gul afføring, vandig, feberagtig fornemmelse, gul og fedtet tungeovertræk, glat hurtig puls.

3. Mad Tilbageholdelse
Manifestationerne er epigastrisk fylde, der lindres ved afføring, dårlig appetit, opkastning, tyk gul fedtet tungeovertræk, fuld glat puls.

4. Yang Mangel
Det er kendetegnet ved vandig afføring, kolde lemmer, dårligt humør, bleg tunge med hvid belægning og trådet puls.

- **Behandlinger**
1. Fodmeridianakupunktur:
SP-3 (Taibai 太白), SP-4 (Gongsun 公孙), EX (Yinyang), EX (Nuxi)
2. Fodakupunktur: Milt, tyndtarm, tyktarm
3. Fodmassage: Cøliaki, tyndtarm, mave, tyktarm, tolvfingertarm, lever, galdeblære, milt

III-4 Epidemisk parotitis (fåresyge)流行性腮腺炎 Liuxingsingsaixianyan)

Dette er en akut infektionssygdom karakteriseret ved smertefuld hævelse af parotidean region forårsaget af epidemisk patogen vind.

- **Differentiering**

1. Patogen varme invaderer det ydre
Symptomerne er let feber med modvilje mod kulde, let gullig tungebelægning og hurtig overfladisk puls.

2. Patogen varmeakkumulering
Symptomerne er smerter, feberfornemmelse, forværret ved tryk, høj feber, hovedpine, opkastning, forstoppelse, stråurin, smerter og hævelse i testiklerne, rød tunge med gul belægning og hurtig overfladisk puls.

- **Behandlinger**

1. Fodmeridianakupunktur:
SP-2 (Dadu 大都), ST-43 (Xiangu 陷谷), ST-44 (Neiting 内庭), KI-2 (Rangu 然谷)
2. Fodakupunktur: Tonsil 1, Tonsil 2, Vertigo
3. Fodmassage: Hypofyse, Binyre, Lymfeknuder (overkrop), Larynx, Tonsil

III-5 Infantil underernæring 小儿营养不良 Yingyangbuliang

Det findes oftere hos børn under fem år. Det er relateret til faktorerne i uregelmæssig fødeindtagelse, amning, parasitsygdomme, svækkelse af Qi og Blod, Milt og Mave.

- **Symptomer**

Det er kendetegnet ved afmagring, sløvhed, gusten ansigtsfarve, løse muskler.
Det ledsages af dårlig appetit, dårlig søvn, løs vandig afføring, bleg tunge og svag trådet puls.

It is accompanied by poor appetite, poor sleep, loose watery stool, pale tongue, and weak thready pulse.

- **Behandlinger**
1. Fodmeridianakupunktur:
ST-44 (Neiting 内庭), SP-4 (Gongsun 公孙), SP-5 (Shangqiu 商丘), EX (Ranhou)
2. Fodakupunktur: Mave og milt
3. Fodmassage: Mave, tolvfingertarm, lever, galdeblære, tyndtarm, milt, plexus

III-6 Kighoste 百日咳 Bairike

Det er en af de almindelige luftvejsinfektionssygdomme, som de sæsonbetonede epidemiske invasioner, der producerer uklar slim i det indre af kroppen.

- **Symptomer**

1. Første Fase
Manifestationerne er hoste, aversion mod kulde med feber, stemmetab, tynd hvid belægning af tungen og overfladisk puls.

2. Anden Fase
Hvæsen lyder i halsen, føles bedre om dagen, vanskelig om natten, lysegul urin, forstoppelse, gul tunge belægning og glat hurtig puls.

3. Gendannelsesfase
Mindre hoste dag for dag, spontan sveden, hæshed i stemmen, rød tunge med tynd og trådet hurtig puls.

- **Behandlinger**
1. Fodmeridianakupunktur:
GB-44 (Zuqiaoyin 足窍阴), KI-4 (Dazhong 大钟)
2. Fodakupunktur: Lunge

3. Fodmassage: Hypofyse, Lunge, Binyre, Nyre, Lymfeknuder (overkrop)

III-7 Poliomyelitis 脊髓灰质炎 Jisuihuizhiyan

Dette er en akut epidemisk sygdom forårsaget af poliomyelitisvirus. Dette er forårsaget af et angreb af vind-, fugt- og varmepatogener gennem munden til lungerne og maven. I det tidlige stadie er der feber, hoste, rød hals, opkastning og diarré. Det vil også være smerter i lemmerne, følelsesløshed og lammelse af lemmerne.

- **Behandlinger**
1. Fodmeridicanakupunktur:
ST-41 (Jiexi 解溪), ST-42 (Chongyang 冲阳), ST-44 (Neiting 内庭), ST-45 (Lidui 厉兑), EX (Xiakunlun 下昆仑)
2. Fodmassage: Hypofyse, hoved, lillehjernen, plexus cøliaki, lymfeknuder (overkrop), lymfeknuder (mave), mave, tyndtarm, lever, galdeblære

IV. Kirurgisk og dermatologisk sygdom

IV-1 Skaldethed 脱发症 Tuofazheng

Dette er hovedbunden med tab af hår i lokaliserede områder. Håret kan pludselig mistes natten over i et enkelt eller flere områder.

- **Symptomer**

Det kan være forårsaget af mental stress, angst, pludseligt nervøst chok.

(1) Lever og Nyre Yin Mangel

- **Behandlinger**

1. Foot meridian acupuncture:
SP-4 (Gongsun 公孙), KI-3 (Taixi 太溪)
2. Fodakupunktur:
Hoved og ansigt, Anmian, Lunge, Nyre
3. Fodmassage: nyre, lunge, hoved, hypofyse, biskjoldbruskkirtel, binyre, urinleder, urinblære, reproduktionskirtel

IV-2 Kolecystitis 胆囊炎 Dannangyan

Dette er infektion i galdeblæren forårsaget af bakteriel infektion og galdestase.

- **Behandlinger**
1. Fodmeridianakupunktur:
GB-44 (Zuqiaoyin 足窍阴), GB-42 (Diwuhui 地五会), GB-41 (Zulinqi 足临泣), EX (Quchi)
2. Fodakupunktur: Lever

IV-3 Konstriktiv senehindebetændelse 缩窄性腱鞘炎 Suozhaixingjianqiaoyan

Dette skyldes kronisk belastning af fingre og håndled relateret til jobbet. Det giver ødemer, og senernes bevægelser kan være nedsat.

- **Behandlinger**
1. Fodmeridianakupunktur: BL-60 (Kunlun 昆仑), BL-65 (Shugu 束谷), GB-42 (Diwuhui 地五会), BL-62 (Shenmai 申脉), KI-1 (Yongquan 涌泉), KI-3 (Taixi 太溪), Liv-2 (Xingjian 行间), GB-40 (Qiuxu 丘墟), EX (Xiakunlun, EX (Quanshengzu
2. Fodakupunktur: Stiv nakke, Lumbago, Nyre, Talje og ben, Ischium1, Ischium

IV-4 Eksem 湿疹 Shizhen

• Symptomer

1. Akut
Det er kendetegnet ved en hurtig begyndelse af erytem. Klyngerne og flagerne kan gå i stykker ved at kradse, og det kan blive til svær kløe, rød tunge med klæbrig belægning og hurtig glat puls.

2. Kronisk
Efter gentagen angreb af eksem i lang tid kan det forårsage blodmangel. Manifestationerne er ruhed i huden, rød tunge med mindre belægning og hurtig trådet puls.

• Behandlinger

1. Fodmeridianakupunktur: SP-2 (Dadu 大都)
2. Fodakupunktur: Lunge, Tonsil
3. Fodmassage: Biskjoldbruskkirtlen, lunge, binyre, nyre, urinleder, urinblære, plexus cøliaki, milt

IV-5 Erysipelas 丹毒 Dandu

Dette er en akut kontaktinfektion hudsygdom med rød hudlæsion.

- **Behandlinger**

1. Fodakupunktur: Lunge
2. Fodmassage: Biskjoldbruskkirtel, Binyre, Nyre, Urinblære

IV-6 Furunkel og karbunkel 疖和痈 Jieheyong

Karbunklen ses almindeligt hos ældre mennesker og patienter med diabetes mellitus. Dette er en pyogen infektion af flere tilstødende hårsække og talgkirtler eller et sammenløb af flere furunkler.
Furunkel opstår på hoved, ansigt, hånd og fod. Det er karakteriseret ved kulderystelser, feber, tørst, forstoppelse, mørk urin.

- **Behandlinger**
1. Fodmeridianakupunktur:
GB-44 (Zuqiaoyin 足窍阴), BL-65 (Shugu 束谷)
2. Fodmassage: Reproduktionskirtel, lymfeknuder (overkrop), lymfeknuder (mave, binyre)

IV-7 Hæmorroider 痔疮 Zhichuang

Det refererer til hævede eller små muskelstykker, der er udsat for anus internt eller eksternt.

- **Symptomer**

1. Indvendige Hæmorroider
Fugt-Varme Tilbageholdelse:
Det involverer smerter i anus og små bløde hævede vener i frisk rød eller purpur grøn farve. Manifestationerne er feber fornemmelse i anus, forstoppelse, rød tunge og hurtig puls.
Qi-mangel:
Manifestation, bleg hud, åndenød, dårlig appetit, ingen energi, prolaps af hævede vener, bleg tunge og svag trådet puls.

2. Eksterne Hæmorroider
Manifestationerne er synlige hævede vener med stor størrelse og hård i naturen. Det kan være forårsaget af langvarig siddende, langvarig stående og anus friktion, som ikke indebærer blødning.

- **Behandlinger**

1. Fodmeridianakupunktur:
SP-5 (Shangqiu 商丘), Liv-3 (Taichong 太冲), GB-43 (Xiaxi 侠溪), SP-4 (Gongsun 公孙), KI-6 (Zhaohai 照海), BL-64 (Jinggu 京骨), BL-65 (Shugu 束谷)

2. Fodmassage: anus, endetarm, anus og endetarm, korsbenet, tyndtarm, tyktarm (tværgående)

IV-8 prostatasygdom 前列腺炎病 Qianliexianyanbing

Hyperplasi af prostatakirtlen og prostatitis er to hovedsygdomme i denne kirtel. Patienter med hyperplasi af prostatakirtlen kan lide af dysuri, hyppig vandladning om natten, ufuldstændig vandladning og tilbageholdelse af urin, som ledsages af svaghed i lemmer.

- **Behandlinger**

1. Fodmeridianakupunktur:
BL-67 (Zhiyin 至阴), KI-1 (Yongquan 涌泉), KI-4 (Dazhong 大钟), KI-5 (Shuiquan 水泉), KI-6

(Zhaohai 照海), Liv-1 (Dadun 大敦), Liv-2 (Xingjian 行间), Liv-3 (Taichong 太冲), Liv-4 (Zhongfeng 中风), EX ((Quchi 曲池)
2. Fodakupunktur: Milt, Nyre, Blære, Sengevædning
3. Fodmassage: Prostata, Ureter, Nyre, Binyre, Urinrør, Urinblære, Lymfeknuder (mave), Sacrum

IV-9 Urticaria 荨麻疹 Xunmazhen

Det er pludselig begyndende med kløende flad-toppede vabler af forskellig størrelse på huden. I TCM kalder det Vind vabel.

- **Symptomer**

1. Vind Varme
Manifestationerne er røde udslæt, svær kløe, hurtig puls.

2. Vind Fugt
Manifestationerne er lyserøde eller hvide udslæt overfladisk og hurtig puls.

3. Akkumulering af Varme i Maven og Tarmen

Manifestationerne er røde udslæt, mavesmerter, forstoppelse, diarré, tynd gul tungeovertræk og hurtig puls.

- **Behandling**

1. Fodmeridianakupunktur:
KI-1 (Yongquan 涌泉), ST-44 (Neiting 内庭), Liv-2 (Xingjian 行间), ST-41 (Jiexi 解溪), LI-4 (Hegu 合谷), SJ-4 (Yangchi 阳池) on hand.

2. Fodakupunktur:
Lunge, Ischium
3. Fodmassage:
Lunge, biskjoldbruskkirtel, nyre, tyktarm (tværgående), lever, galdeblære, binyre, lymfeknuder (overkrop, bryst, mave)

V. Sygdomme i Øjne, Ører, Næse og Hals

V-1 Aphtha 口疮 Kouchuang

Dette er mundhulen med gullige hvide sår på størrelse med en ært på mundens slimhinde. Det er opdelt i overdrevne og mangelfulde typer.

1. Mangelfuld type
Sår er forårsaget af den opadgående flamme af mangelfuld ild.

2. Overdreven type
Sår er forårsaget af overspisning af fed mad, alkohol, ophobning af varme i milt og mave og omdannelse af varmepatogener til brand, der angriber mundhulen langs meridianen. De er gullighvide sår på læber, tunge og mundslimhinde i en rund eller elliptisk form, på størrelse med en ært, omgivet af en frisk rød kant.

- **Behandlinger**

  1. Fodmeridianakupunktur: ST-45 (Lidui 厉兑)
  2. Fodakupunktur: Hoved og ansigt, Hjerte, Nyre

3. Fodmassage: Gane, underkæbe, lymfeknuder (overkroppen), frontal sinus, trigeminusnerve

V-2 Aphonia 失音 Shiyin

Dette er en sygdom i mundhulen med gullige hvide sår på størrelse med en ært på mundens slimhinde.

- **Differentiering**

1. Overskydende type
(1) Vind-Kold:
Den pludselige hæshed i stemmen er ledsaget af svær hoste, fylde i brystet, tilstoppet næse, kuldegysninger, feber, hovedpine, med tynd hvid tungebelægning og overfladisk puls.

(2) Slim-varme:
Den pludselige lav stemme eller husky stemme er ledsaget af hoste, gult opspyt, ondt i halsen, tør næse, feber, tørst, tynd gul belægning af tungen og hurtig overfladisk puls.

(3) Qi-stagnation:
Den pludselige afoni, der ofte fremkaldes af følelsesmæssig forstyrrelse såsom sorg,

depression eller vrede, virker paroxysmal. Det er ledsaget af rastløshed, irritabilitet, kvælende fornemmelse i brystet eller en fremmedlegemefornemmelse i halsen, tynd gul belægning af tungen og trådet puls.

2. Mangelfuld Type
Den progressive afoni er ledsaget af tør hals, tørst, tidal feber, nattesved, tør hoste, hjertebanken, svimmelhed, tinnitus, rød tunge med mindre belægning og tynd hurtig puls.

- **Behandlinger**

1. Fodmeridianakupunktur:
ST-45 (Lidui 厉兑)
2. Fodakupunktur: Hoved og ansigt, Hjerte, Nyre
3. Fodmassage: Hals, luftrør, stemmebånd, mandler, lymfeknuder, lymfeknuder (mave), nakke

V-3 Nærsynethed 近视 Jinshi

Det er kendetegnet ved, at øjnene kan se genstande i nærheden, men ikke fjerne.

- **Symptomer**

Det er klart for nærliggende objekter, men sløret syn for fjerntliggende, hvilket kan være ledsaget af tinnitus, søvnløshed, svimmelhed, bleg tunge og svag trådet puls.

- **Behandlinger**
1. Fodmeridianakupunktur:
ST-44 (Neiting 内庭), GB-41 (Zulinqi 足临泣), GB-42 (Diwuhui 地五会), GB-43 (Xiaxi 侠溪), GB-44 (Zuqiaoyin 足窍阴), BL-60 (Kunlun 昆仑), BL-64 (Jinggu 京骨)
2. Fodakupunktur: Hoved og ansigt, lever, nyre
3. Fodmassage: Øje, frontal sinus, biskjoldbruskkirtel, nyre, binyre, urinleder, urinblære, lever

V-4 Næseblødning 鼻出血 Bichuxie

Dette er en tilstand forårsaget af traumer, betændelse, polyp eller tumor i næsen

- **Behandlinger**
1. Fodmeridianakupunktur:

BL-60 (Kunlun 昆仑), ST-45 (Lidui 厉兑), BL-62 (Shenmai 申脉), BL-64 (Jinggu 京骨), BL-66 (Zutonggu 足通谷), BL-67 (Zhiyin 至阴), KI-1 (Yongquan 涌泉), KI-3 (Taixi 太溪), Liv-2 (Xingjian 行间)

2. Fodakupunktur: Hoved og ansigt, Lunge

3. Fodmassage: Frontal sinus, næse, biskjoldbruskkirtel, lymfeknuder (overkrop, bryst, mave)

V-5 Optisk atrofi 视神经 萎缩 Shishenjingweisuo

Dette er en kronisk øjenlidelse ved gradvis degeneration af synet.

- **Symptomer**

1. Mangel på Lever og Nyre
Manifestationerne er svimmelhed, tinnitus, tørhed i øjet, sløret syn, lændesmerter, rød tunge med sparsom belægning, svag puls.

2. Qi og Blodmangel

Manifestationerne er sløvhed, løs afføring, sløret syn, åndedrætssvaghed, bleg tunge med tynd belægning, svag trådet puls.

- **Behandlinger**

1. Fodmeridianakupunktur:
GB-41 (Zulinqi 足临泣), Liv-2 (Xingjian 行间), KI-6 (Zhaohai 照海), BL-67 (Zhiyin 至阴)
2. Fodakupunktur: Hoved og ansigt, lever, nyre
3. Fodmassage: Øjen, nyre, binyre, urinleder, urinblære, hoved (hjerne), hjernestamme, lillehjernen, lymfeknuder (overkrop), lymfeknuder (mave), lever

V-6 Presbyopia 老花眼 Laohuayan

Dette er en gradvis svækkelse af alderdommens syn med sløret syn, tyngde af øjenlåg.

- **Behandlinger**

1. Fodmeridianakupunktur:
ST-45 (Lidui 厉兑), BL-65 (Shugu 束谷), GB-41 (Zulinqi 足临泣), GB-42 (Diwuhui 地五会), GB-44

(Zuqiaoyin 足窍阴), BL-62 (Shenmai 申脉), BL-67 (Zhiyin 至阴), KI-6 (Zhaohai 照海), Liv-2 (Xingjian 行间), Liv-3 (Taichong 太冲)
2. Fodakupunktur: Hoved og ansigt, lever, nyre
3. Fodmassage: Øje, skulder, nakke, lever, nyre, forplantningskirtel

V-7 Røde øjne 红眼睛 Hongyanjing

Dette røde øje er et akut med rødme, hævelse, vandig eller tør smerte.

- **Behandlinger**

1. Fodmeridianakupunktur:
ST-44 (Neiting 内庭), GB-41 (Zulinqi 足临泣), GB-42 (Diwuhui)地五会, GB-43 (Xiaxi 侠溪), GB-44 (Zuqiaoyin 足窍阴), BL-60 (Kunlun 昆仑), BL-62 (Shenmai 申脉), BL-64 (Jinggu 京骨), BL-65 (Shugu 束谷), BL-66 (Zutonggu 足通谷), BL-67 (Zhiyin 至阴), KI-6 (Zhaohai 照海), Liv-2 (Xingjian 行间), Liv-3 (Taichong 太冲)
2. Fodakupunktur: Hoved og ansigt, lever, nyre
3. Fodmassage: Øjen, frontal sinus, hoved, nyre, lever, lymfeknuder (overkrop), lymfeknuder (mave)

V-8 Bygkorn på øjet 麦粒肿 Mailizhong

Det er karakteriseret ved kløe og smertefuld knude, som er på størrelse med et hvedekorn på øjenlåget. Det refererer til den inflammatoriske furuncle i øjenlågets talgkirtel og forekommer ofte blandt unge mennesker.

- **Symptomer**

Manifestationerne er kløe, rødme, smerte, gul fedtet belægning af tungen og blød hurtig puls. Det kan skyldes fugtig varme fra milt og mave og ledsager feber, hovedpine, tynd belægning på tungen, hurtig puls.

- **Behandlinger**

1. Fodmeridianakupunktur:
ST-44(Neiting 内庭), GB-41 (Zulinqi 足临泣), GB-42 (Diwuhui 地五会), GB-43 (Xiaxi 侠溪), GB-44 (Zuqiaoyin 足窍阴), BL-62 (Shenmai 申脉), BL-64 (Jinggu 京骨), BL-65 (Shugu 束谷), BL-67 (Zhiyin 至阴), KI-6 (Zhaohai 照海), Liv-2 (Xingjian 行间), Liv-3 (Taichong 太冲)

2. Fodakupunktur: Hoved og ansigt, lever, nyre
3. Fodmassage: Øje, Biskjoldbruskkirtlen, Lymfeknuder (overkrop), Lymfeknuder (mave), Nyre, Lever

V-9 Bihulebetændelse 鼻窦炎 Bidouyan

Denne sygdom er forårsaget af en allergi over for pels, fibre, pollen, støv, kemikalier. Det er karakteriseret ved nysen, løbende næse, næseobstruktion.
Fodterapi giver 90 procent helbredelsesrate.

- **Behandlinger**

1. Fodmeridianakupunktur:
BL-64 (Jinggu 京骨)
2. Fodakupunktur: Hoved og ansigt, Lunge
3. Fodmassage:
*Allergisk rhinitis: Næse, svælg og luftrør, lunge, hypofyse, binyre, lymfeknuder.

*Sinusitis: Næse, biskjoldbruskkirtel, lymfeknuder (overkrop), lymfeknuder (mave), frontal sinus

V-10 ondt i halsen 咽喉肿痛
Yanhouzhongtong

Det kan være forårsaget af eksterne patogener eller indre skader.
Det ligner halsbetændelse.

- **Symptomer**

1. Overskydende Varme
Dette er pludselig indtræden med feber, hovedpine, smerter i halsen, forstoppelse, tørst, rød tunge med tynd gul belægning, overfladisk hurtig puls.

2. Mangelfuld Varme
Gradvis indtræden uden feber, tør hals, feber i håndflader og såler, rød ubestrøget tunge og trådet puls.

- **Behandlinger**
1. Fodmeridianakupunktur:
(Ondt i halsen forårsaget af eksterne patogener)
ST-44 (Neiting 内庭), ST-42 (Chongyang 冲阳), ST-45 (Lidui 厉兑), GB-41 (Zulinqi 足临泣)

(Ondt i halsen forårsaget af indre skade)

KI-1 (Yongquan 涌泉), KI-3 (Taixi 太溪), KI-6 (Zhaohai 照海), Liv-3 (Taichong 太冲)
2. Fodakupunktur:
Tonsil1, Tosil 2, Hoved og ansigt, Hjerte, Nyre
3. Fodmassage: Nakke, Tonsil, Hals, Øre, Bryst, Lymfeknuder (overkrop), Nyre, Binyre, Urinblære

V-11 Tinnitus og døvhed 耳鸣 耳聋 Erming Erlong

Tinnitus er kendetegnet ved kontinuerlig ringning for øret, og døvhed refererer til høretab og lav grad af hørelse.

- **Symptomer**
1. Overskydende Lever og Galdeblære

Tinnitus: Det ringer kontinuerligt i øret, og der er ingen lindring.
Døvhed: Pludselig døvhed.
Manifestationerne er irritabilitet, tung fornemmelse af hovedet, bitter smag i munden, rød tunge med gul belægning hurtig trådet puls.

2. Mangel på Nyre Essens

Tinnitus: Det er intermitterende ringning, og det forværres efter stress og belastning, men det lindres af tryk.

Døvhed: Det intensiveres gradvist døvhed.

Manifestationerne er svimmelhed, slaphed, lændesmerter, søvnløshed, rød tunge med lidt belægning og svag trådet puls.

- **Behandlinger**

1. Fodmeridianakupunktur:
ST-44 (Neiting 内庭), GB-41 (Zulinqi 足临泣), GB-42 (Diwuhui 地五会), GB-43 (Xiaxi 侠溪), GB-44 (Zuqiaoyin 足窍阴), BL-62 (Shenmai 申脉), BL-63 (Jinmen 金门), BL-65 (Shugu 束谷), KI-3 (Taixi 太溪)

2. Fodakupunktur: Hoved og ansigt, Nyre, Vertigo

3. Fodmassage: Øre, labyrint, hoved, lymfeknuder (overkrop), lymfeknuder (mave), biskjoldbruskkirtlen

V-12 Tandpine 齿痛 Chitong

- **Symptomer**

1. Vind-Varme
Tandpine følger hævelse, smerte, præference for kold mad, feber, forstoppelse, rød tunge med hvid belægning og hurtig puls.

2. Nyre-Mangel
Tandpine følger intermitterende smerter, løse tænder, rød tunge og hurtig trådet puls.

- **Behandlinger**

1. Fodmeridianakupunktur:
ST-42 (Chongyang 冲阳), ST-44 (Neiting 内庭), ST-45 (Lidui 厉兑), GB-41 (Zulinqi 足临泣), BL-60 (Kunlun 昆仑), KI-3 (Taixi 太溪), EX (Waihuaiqian Jiaomai), EX (Nuxi), EX (Bafeng 八风)
2. Fodakupunktur:
Hoved og ansigt, Tandpine 1, Tandpine 2
3. Fodmassage: nakke, gane, underkæbe, mave, lever, tyndtarm, lymfeknuder (overkrop)

V-13 Trigeminal Neuralgia 三叉神经痛 Sanchashenjingtong

Trigeminale nerver er opdelt i tre typer, som er
supraorbital, maksillær og mandibular.

- **Symptomer**

Det manifesteres ved pludselig begyndelse af
ansigtssmerter, forekommer i forbigående
paroxysmer, og ligesom at skære, brænde og stikke,
som varer i få sekunder eller få minutter og flere
gange om dagen. Det ledsages af lokal krampe,
lakrimation og spyt.

- **Behandlinger**
1. Fodmeridianakupunktur:
ST-45 (Lidui 厉兑), ST-41 (Jiexi 解溪), ST-42
(Chongyang 冲阳), GB-43 (Xiaxi 侠溪), KI-3 (Taixi
太溪), Liv-2 (Xingjian 行间)
2. Fodakupunktur: Ansigt, lever, mave
3. Fodmassage: Hoved, frontal sinus, lever, mave,
nyre, øjne, øre, gane, underkæbe

Reference 参考文献

1. Zhou Qinghui, Wrist-Ankle Acupuncture, 2002.

2. Wang Lingline, Diagram of Chinese Acupoints, 2005

2. Ji Qingshan, Foot Therapy for Common Diseases, 2001

3. Musculoskeletal Key.

4. E. Akimoto, Hand and Foot point.

5. Foot reflective zones chart.

6. Sumiko Knudsen, Body Acupuncture Clinical Treatment

7. Sumiko Knudsen, Acupuncture Meridians and Points

Anden literatur for traditionel kinesisk medicin af Sumiko Knudsen

1. Acupuncture for Weight Loss
2. Akupunkture til Vægttab
3. Acupuncture Meridians and Points
4. Akupunktur Meridianer og Punkter
5. Ear Acupuncture
6. Øre Akupunktur
7. Body Acupuncture, Clinical Treatment
8. Krop Akupunktur, Klinisk Behandling
9. Acupuncture and Moxibustion
10. Akupunktur og Moxibustion
11. Scalp Acupuncture
12. Hovedbundsakupunktur
13. Hand Acpuncture – Clinical Treatment
14. Hånd Akupunktur Klinisk Behandling
15. Foot Acupuncture – Clinical Treatment